大展好書　好書大展
品嘗好書　冠群可期

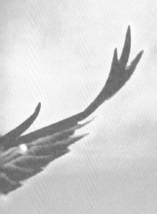

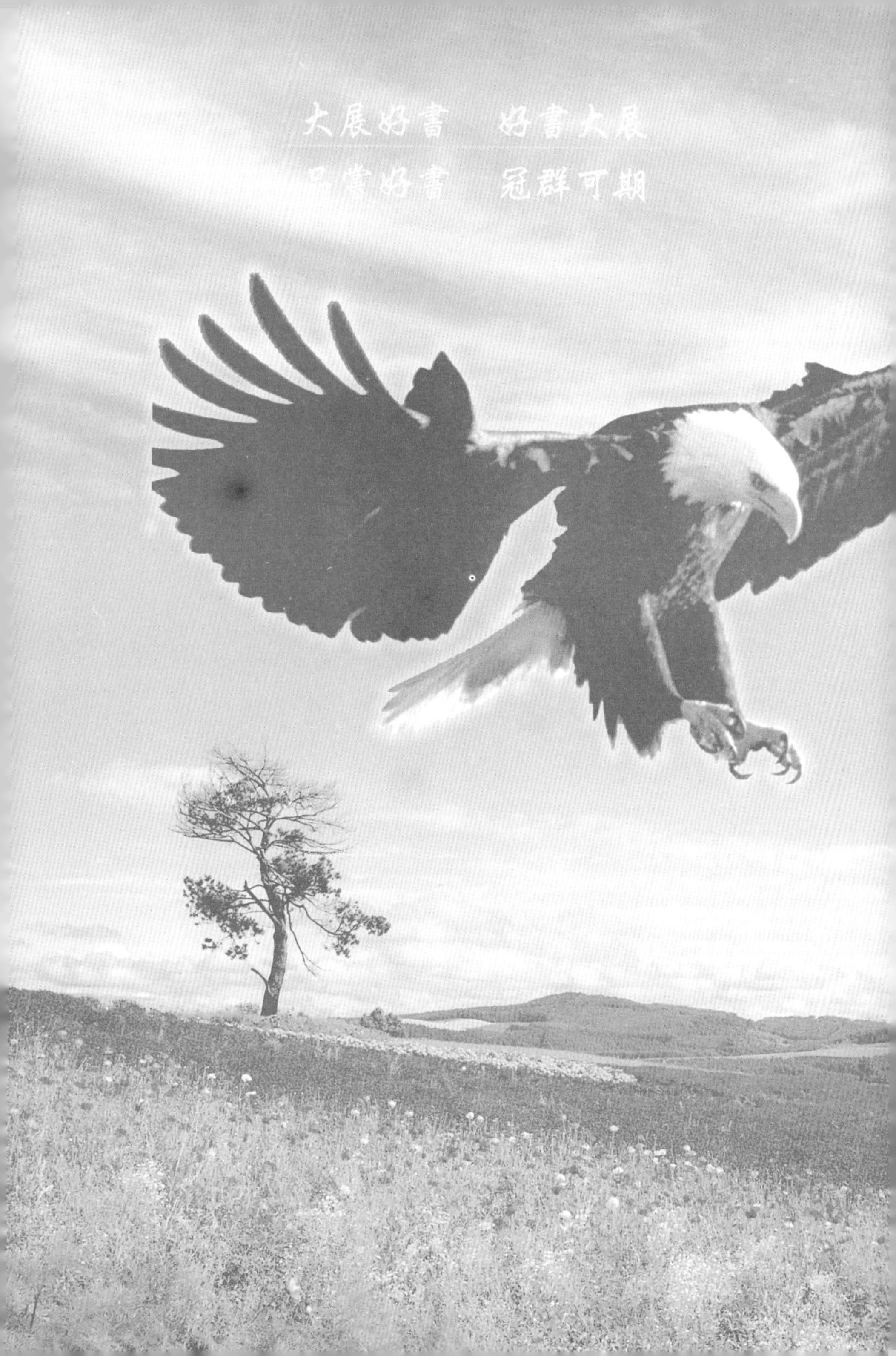
大展好書　好書大展
品嘗好書　冠群可期

# 念術

# 養生入門

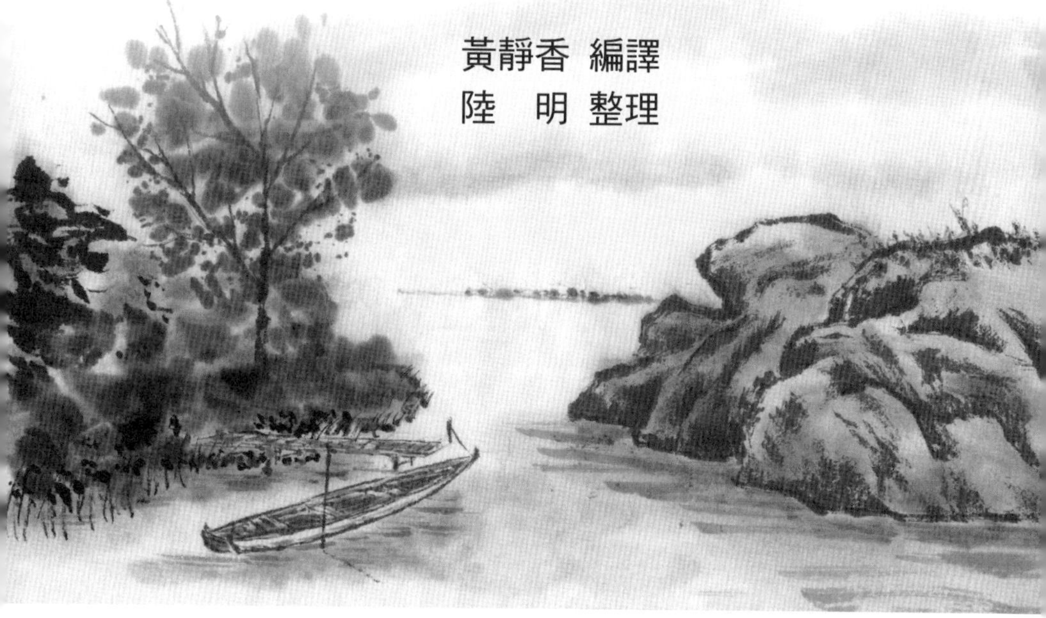

黃靜香 編譯
陸　明 整理

品冠文化出版社

# 序言

念術——是成為超人之路的起點、終點，也是瑜伽的最深奧秘。

只要藉由頭腦去想，一切的夢想就能實現。

奇蹟！對，這是奇蹟。只要想，就能得到你所要的一切，包括財富、名譽、健康、愛情和自由——這些都是人類最高的夢想，正因擁有這些，我們才有活下去的希望。

達成意念，最重要的必須有具體的映像。因此，記憶術的訓練是念術的基本。所謂的念術記憶法是先設定一棵樹，假想所欲記憶的事是花朵，再讓花朵綻放。

1.把身體當作是樹，然後決定花開的部位。

頭頂、前額、眉毛、眼睛、耳朵、鼻子、嘴巴、牙齒、下巴、脖子、肩膀、手臂、胸口、肚臍、下腹、性器、臀、腿、腳尖……（未必得依此設定）。

用手依序碰觸這些部位四～五次，即使在無意識中，也能順利地做到。

2.讓樹開花。

例如：想記住「香菸、冷氣機、汽車、咖啡、糖、清涼飲料、酒」等支離破碎的名詞，首先以花來代替這些東西，然後決定樹上這些花開的位置。

①在頭頂上刺一根像槍一般巨大的香菸。好痛啊！

②用前額去撞冷氣機，結果額頭和冷氣機上都有血。

③汽車「碰！」的一聲撞上眉毛。

④把咖啡豆放入眼中，會不斷地流淚。

⑤鼻孔塞入方糖，沒法呼吸。好難過！

⑥把特大號的可樂硬往嘴裏倒。

⑦醉鬼亂揮酒瓶，打到我的牙齒，牙齒掉了幾顆。

只要如此真實的描繪，就不容易忘記。

為喚起強烈的想像力，必須由小的聯想到大的，大的聯想到小的；脫出常軌的想像配合身體、五官和切身的經歷一起聯想。

此外，要注意的是這種聯想必須瞬間即為之，不可迷惑不定。因為唯有最初的映像表達才能印象深刻，而且必須不斷反覆回想，以免遺忘。例如，三十分鐘內回想一次，或三分鐘後一次。如此，記憶才能完全固定。

了解映像與記憶的關係，也就等於站在進入念術之殿堂的入口處。不分男女老幼，無論有無經驗，只要懂得念術的基本原理，任何人都能透過這個現代魔術，使自己的夢想成真。

# 目錄

# 第一章

# 實現夢想的冥想法

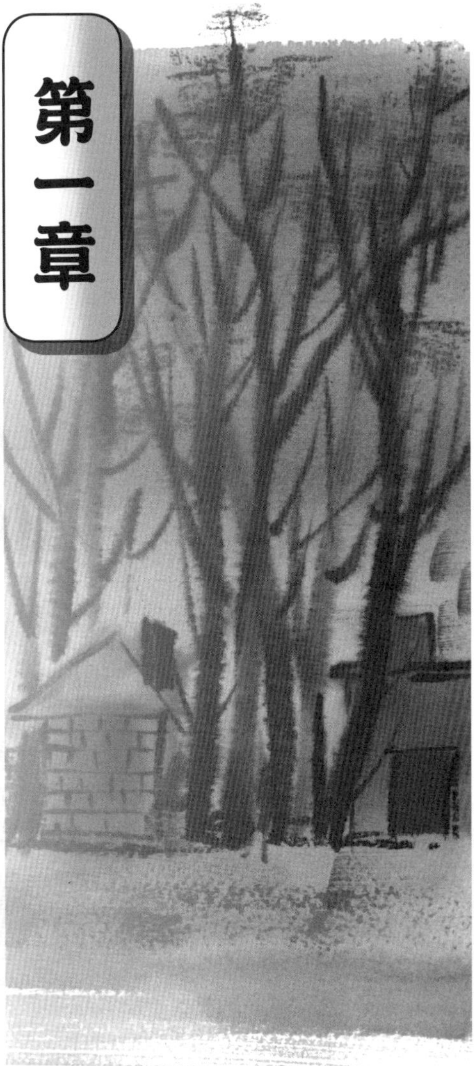

## 突破現狀的念術才能如願以償

從前的念術效果並不理想。

「我想要……」

這種屬於未來式說法的意念語，反而會引起潛在意識的排斥，很多人因此無法實現他們的夢想。能使人如願以償的意念語，不是遙遙無期的未來式，而是肯定堅決的過去式說法。

「我已經成為……」或「我是……」

日本數學家廣中平祐，曾榮獲諾貝爾數學獎、菲爾茲獎（Fields Prize）。他之所以獲獎，是由於他解決了一項數學界公認的最大難題——「消除特異點」。

當廣中平祐面對這難題時，他並不是想：

「不曉得能不能解答？」

也不是：

「假如能解開，那有多好！」

而是懷著熱誠的信念，這麼想：

「我一定會解開。」「我可以想出解答的方法。」「答案已經出來了！」

縱然重重的難關橫在面前，他仍秉持信念，努力不懈的研究、演算。精誠所至，金石為開。他終於克服一切困難，不僅解開謎題，同時也獲得肯定。

「我做的正是自己想做的。」

由於他提高心的念力，所以能成功的解開謎題。對他而言，願望離現在的自己並不遠，而且無論現在自己所需求的為何物，只要以過去式的語氣施行念術，必可達到。

「我一定會……」

接著又心想：「我肯定會……」

「我會……我會……」

如此不斷地昇華、衝刺，最後當然能達成願望。

美國心理學家賓・斯特蘭在《我能、也將會》一書中，強調每個讀者都應具有「我會成功」的心理。

他主張，人每天都必須大喊幾聲「我要……」「我會成功！」來堅定自己的信心。此種做法正是以前冥想法的模式，也是「自我暗示法」中所謂謬誤的「措詞」。

「我要成為大富翁。」

「我要出人頭地。」

這種自言自語的現在意識行為，反會受存在於腹腦中潛在意識的排斥。

「原來如此！難怪到現在我還是個窮光蛋。我就是因為太窮，才想用這個方法變成大富翁，出人頭地的。」

因窮而想成富、因胖而想變瘦等，所盼望的與現實相違，或難以實現的夢，都會使腹腦產生排斥作用。即使在睡眠狀態，現在意識與潛在意識仍然在做殊死戰，如此，醒了以後，更不會熱衷於夢想的實現。

這即是「自我暗示法」的錯誤之處。

## 善用大腦二大機能的冥想法

並不是在任何身體狀況之下，只要冥想，就能如願以償。生活不規律而體調失常或體力衰弱的人，腦的作用比正常人要衰退，持續力也不夠。所以，他們雖然冥想，希望有所得，卻往往力不從心，半途而廢。

因此，為了能充分發揮念術的力量，調整身體的狀況、提升腦部的功能，都是必要的條件。而支撐身體和供給腦部活力的二大關鍵，便是「氧氣」和「飲食」。

缺乏氧氣，會使腦的作用減低。這時，思考能力衰退、全身變得懶散不願活動。即使心有所願，依然只能在空中築樓，無法實現。若能使腦不斷獲得氧氣的供應，則由於腦部機能的活潑化，就很容易達成心所想的與需求。

清晨，是獲得新鮮空氣的最佳時刻。尤其在一片翠綠的樹林或草地上，施行瑜伽特有的呼吸法，不但全身舒暢無比，頭腦也變得清晰，思考力自然增強。

一天只吃一餐或兩餐是最理想的飲食習慣。吃得過飽，會使血液大量集中於消化器官，增加腸胃的活動量，造成呼吸淺而緩，這時腦部由於缺氧，就會使作用大為減低。即使一餐吃得不多，但一天吃三、四次，同樣也會使腦部機能長時間供氧不足，而變得遲緩。

由於生活水準的提高，人們對飲食質的要求也愈來愈嚴格，尤其是食品的營養價值，更是大家所關切的問題。近來的「健康食品」便是時勢所趨的產物。飲食對腦部活動的功能有很大影響，換言之，食品的選擇關係著實現美夢和願望的意志力與持續力。

腦「能否維持」他的意志力和持續力，是受二大荷爾蒙作用所左右。其一是「副腎皮質刺激荷爾蒙（ＡＣＴＨ）」。如果這種荷爾蒙分泌失調，容易引起倦怠、工作不起勁、消極、逃避現實等。其造成的主因有：壓力感、生活不正常、飲食不均衡、偏向甜食等。

荷爾蒙分泌正常，即能引發人的意志力、向上心和鬥爭的本能。豆漿、豆芽、大豆等富有植物性蛋白的食品為良質食品。（有關飲食方面，容後詳述）

另一種即是腦下垂體荷爾蒙和甲狀腺荷爾蒙，能使頭腦清晰、令人神清氣爽。有效的食物是：納豆、紅豆、大豆、黑豆、蘿蔔嬰等。若分泌失調，人容易感到疲倦、懶散、對任何事都提不起勁，一遇到不如意事，便垂頭喪氣。如果不能立即變換心情，意念的作用就無法充分發揮，而將逐漸弱化。

「梅肉涼拌山藥」中的梅肉含有檸檬酸，具有解毒的功能，所以食用之後，可使人的精神為之一振，激勵奮發向上的心。而「醋拌蔥花」的蔥，含有烯丙基比硫，能使人改變鬱悶的心情。

因不斷犯錯而喪失信心時，吃含有維他命$B_1$、蛋白質、鈣、鐵的紅豆，可幫助恢復信心。因為「紅豆」內皀化值的作用，能淡化恐懼不安的感覺，使人產生勇氣十足的信心。

對於所犯的錯一直無法釋懷者，吃「洋蔥」可解除這種不安感。因為洋蔥所含的烯丙基化硫，能把維他命$B_1$直接送入腦中吸收，使腦的功能運轉良好，而對前途充滿前瞻性的希望。

如果心情不佳、經常感到不安，吃洋蔥沙拉有穩定情緒的效果。生氣、興奮和心浮氣躁時，可吃四季豆。因為四季豆含有豐富的維他命A、B、C、蛋白質及礦物質，能緩和過於激動的情緒。

個性內向、害羞、容易氣餒、不積極，應多吃牛蒡。因牛蒡含旋覆花粉（菊粉），具有整腸作用，可提高腹腦的功能，使潛在意識活潑化，充滿活力。

念力的作用隨著身心情況的好壞，而時大時小。我們必須選擇有益身心的食物，以刺激腦部活動，提高念力的威力。

以往的冥想，必須在特定的場所、時間和特定的條件下進行。而「特定」這一點，即成為實現夢想與願望的瓶頸。事實上，真正能實現願望的冥想，沒有任何條件，縱使在普通的狀況下也能進行。只要經常保有「完全無」的平常心即可，而保持這種身心狀態的關鍵就在姿勢和呼吸。

兩腳拇趾用力、緊縮臀肌和肛門，挺直背脊，在這瞬時，屏住呼吸，把所有的衝力貫注全身。

只要經常練習這個動作，直到能毫不困難立刻作出這種姿勢，任何人都可隨時、隨地，輕而易舉進入與冥想相同的心理狀態。

## 由你自己決定夢想的實現與否

每個人都是自己人生舞台上的主角，很多人明白這點，卻往往輕忽自己的重要性。曾有位虔誠的佛教徒，請教一位高僧如何才能了悟。

高僧站起來說：「我沒時間說給你聽，我要去上廁所。」走到一半，他回過頭對信徒說：「你看，連這種小事，都得親自去解決。」

是的，任何事都得由自己去嘗試、體驗，別人是無法代勞的。難道你肚子餓，可以請別人替你吃嗎？

在公司整個組織中，你或許只是個小角色，可是在你的人生舞台上，公司不過是一個臨時演員而已。

場景↓「此地」、時間↓「現在」、主角↓「我」的意識，應該深印在每個人的心中。要有現在的我，只在這一瞬間存在著，因此現在的我，才是人生舞台上的靈魂人物的意識。

能同時進行多項事情的人，常被認為是能幹的人，這種想法是錯誤的。比如一個應考生讀書時，仍一面戴耳機聽音樂，他腦中所接受的是由耳機傳來的音樂，並非所讀的內容。

既然每個人都是自己人生這齣戲的主角，就該專注的朝一個目標前進，不可凡事都想插一腳，否則容易造成混亂場面，破壞整齣戲。

同理，在同一時間內進行兩件工作，極易減弱腦的功能、意志力、持續力與集中力，以致失敗。不過，若能對腦意識的轉換控制自如，就不論同時做幾件事，也一樣能順利完成。可是開始的時候，還是採要點集中進行為宜。

唯有在任何場合、任何時間，都能適當扮演好自己的角色，才能踏出成功的第一步。這時，主角的意識和行動若能合而為一，就可實現自己的理想。

### ●實現願望的人

職業棒球界中，打擊率達三成以上的選手並不多，可見在十次打擊中，能連續擊出三支安打是很不簡單的，更何況人生充滿了挫折和磨難。但滿懷雄心大志的人往往忽略這點，只是一味將目標訂得又高又遠，希望能百分之百達到理想，卻反因操之過急，或能力不足而導致一再的失敗。這種連續的打擊，使得原本勃發的信心逐漸萎縮，終至一蹶不振。

「夢在天上，現實在地上。」

對我們而言，「做夢」時，別有一番樂趣。譬如郊遊的日期決定後，孩子們便開始興奮地期待那天的來臨，而且在心中清楚描繪出郊遊地點的風光景緻，這一股熱切的盼望，會一直持續到郊遊當天為止。

大人也有同樣的心態。如果將夢想視為人生的義務和重擔，心理不但不會高興，反而更加痛苦、排斥，這時潛意識便會失去活力。

如果一開始就認為：只要夢想能實現三成就算成功，這種人便可在身心輕鬆的狀態下，為實現夢想而努力。

即使真如他最初的想法，只實現夢想的三成，依然會感到欣慰無比，而使潛意識活潑化。如此即能增加意志力和行動力，邁向光明的成功大道。

## ●無法實現願望的人

縱然心有所願、有盼望、有美夢，但一遇挫折便半途而廢的人不在少數，他們大多有好與別人比較的傾向。和他人相較的結果，不是自滿便是失望，或使慾望日益增大。可是慾望一旦過多，就會分散自己的能力，使得目標模糊，以致集中力不足。

「人生有如背負重荷走遠路」。這種刻苦耐勞型的人，卻很難實現他們的夢想。因為他們一開始就將自己設定在一個範圍之內，遠離危險、逃避投機，缺乏積極、挑戰的精神。即使立志完成夢想，潛意識卻減弱其意志，使他們降低實現夢想的行動力。

因此，要求他人卻姑息自己，整日埋怨、訴苦，或是缺乏自信等類型的人，必須依前述的食物來調節體質與體調。

## ●呼吸法和想像時間使人如願以償

想像時間的第一段，在早上醒來後的三十分鐘。

如果醒來後又蒙頭大睡，直到上班、上學時間已迫在眉睫，才匆忙起床、吃早餐，趕著出門，如此毫無計畫、無秩序地過日子，即使願望再美好，也不可能實現的。

一早醒來應該先在床上運用念術，讓心中的意念盡量具體顯現於腦中；並在用餐前，做好一天的計畫，將今天必須約見的人之表情、服裝、動作以及談話的內容等，反覆在腦海中演練一遍。如此，才會有充實又愉快的一天。

前者是與潛意識聯繫，而後者是現在意識的行動指針。

想像時間的第二段，是在晚上臨睡前。在似睡非睡的朦朧意識中播放錄音帶，自己的聲音就會融入夢中。這是人類生理的特異之處，即使睡夢中，仍會對聽慣的聲音敏感地起反應。

睡眠中，透過自己的聲音，將心中的意念與潛意識相聯繫，可產生事半功倍的效果。

呼吸法，即是指腹式呼吸。

人在睡眠時是運用腹式呼吸法，奇怪的是，睡醒之後卻完全不知道該如何使用腹式呼吸。

不過，人剛睡醒時仍保持自然狀態，持續自然的腹式呼吸，因此，我們要利用這時刻進行念術。

## 念術的秘訣是使用現在式

每個人都有「成為〇〇」或「得到××」的慾望與夢想。

如果是男人會想：

「多賺些錢」、「成為有名望的人」、「出人頭地」、「改變個性」、「治好疾病」、「事業有成」……等。

如果是女人，可能是：

「遇到白馬王子」、「變得美麗」、「氣質非凡」……等的願望。

而唯一能實現這些慾望與夢想的方法，就是「念術」。目前市面上這類書籍，大多以自我暗示和自我催眠的應用為主。譬如，把「可以做……」「能成為……」「我想要……」等，類似的「未來語」當作聖經，反覆不斷地唸上千萬遍，希望能深植潛意識中，達到實現夢想的目的。

以「語言」來表現思想、溝通情感，是人類特有的，這是佔大腦八十%的新皮質發達所創造的部分。語言的主要特徵是它並非實體，只是具有共通的意義。

根據最新心理學理論，現在意識是屬於「新皮質」，潛在意識屬於有「動物腦」之稱的「舊皮質」，而發揮「念術」的原動力是潛在意識。

因此，若把「未來語」深植於潛在意識中，潛在意識就會本能的產生排斥。例如：

「我想成為大富翁。」

這時潛在意識會反問：

「難道你『現在』就沒錢嗎？」或「你的標準是要賺多少錢，才算富翁？」

而否定這種說詞；相反的，現在意識卻執意想證明：

「我『現在』並不是有錢人。」

由於潛在意識和現在意識互相排斥，無論是靠自我暗示或是催眠法，不斷重複著「我想要……」、「我要成為……」，終究無法達成願望，實現夢想。

關於如何直接喚起潛在意識的語言和方法，容後再述。最重要的是，各位要知道現在意識是屬「未來式」，潛在意識屬於「現在式」。例如：

「『現在』我是大富翁。」

如此清楚描繪出具體的映像，同時要如照片般細微而鮮明的加以想念，才算是秘訣中的秘訣。

一般人認為腦波的作用，只是檢查「腦部功能是否正常」。可是利用腦波為一般人做測試時，就可發現一個有趣的現象。

透過腦波在冥想狀態和普通狀態異同的試驗。結果發現，在普通狀態下，腦波是八～十赫茲的$\alpha$波，一旦進入冥想狀態，則升到十三～十五赫茲。

腦波，簡而言之是「腦細胞所發出生物體能量的活動頻率」，在一秒中振動的次數，單位以Hz（赫茲）表示。隨著波長的不同，分成$\alpha$波、$\beta$波、$\theta$波、$\delta$波四種。

人熟睡時的腦波是〇・五～三赫茲，屬於$\delta$波；醒著，卻意識模糊時是四～七赫茲的$\theta$波。

清醒時，普通人的腦波是八～十三赫茲的$\alpha$波，這是最常見的腦波狀態。精神緊張時是十四～三十赫茲的$\beta$波。

一般人怒急攻心、或失去理智，而導致精神錯亂時，腦波很快就上升至三十赫茲以上的$\gamma$波。

有趣的是，瑜伽行者或高僧以坐禪方式進行冥想的狀態，和武功高強的能人打坐練功時一樣。他們雖然全身鬆弛，進入冥想境地，但若有人偷襲，依然能立即反應，擊退對方。此時是處於精神異常集中的狀態，腦波變成為十～十三赫茲的$\alpha$波。

一般人和瑜伽行者或高僧同樣具有$\alpha$波，但是，為什麼後者潛意識的作用比較大呢？

因為一般人只有八赫茲左右的$\alpha$波，而瑜伽行者或高僧進入冥想後，卻一直維持在十二～十三赫茲的程度。

這並非意味精神保持緊張狀態，提高腦波到十四赫茲以上，就能像瑜伽行者或高僧具有特殊能力，這樣反而會導致負面效果。

普通人八赫茲左右的$\alpha$波，正是處於現在意識狀態，若運用念術就能提高維持在十二～十三赫茲左右。這時潛意識的作用會活潑化，使心有所感，產生創造力、超能力等令人預想不到的力量，而達成願望、實現夢想。

## 潛意識改變你的人生

●法則一——維持強烈的願望

一再向周圍的人宣稱自己的理想或願望，並斷言自己會成功，等於是強烈的自我暗示，堅信自己「一定能做到」。一般人認為這種做法只適合「個性內向」、「意志薄弱」的人，事實上正相反。

個性內向、意志薄弱的人，如果採行這種方式，造成自己潛意識和現在意識之間的衝突，精神反而會混亂，更喪失自信心。

向四周人大言不慚，或對自己反覆不斷提醒，是屬於現在意識的作用。由於人無法在睡眠時活動或說話，所以，這種做法必須在日常生活的清醒時刻才能進行。而夢中囈語，並不能使人記憶深刻。

個性內向、意志薄弱者，愈是以現在意識的狂語作自我暗示，愈會招致潛意識的排斥。譬如潛意識會認為：

「你真做得到嗎？」

「你如此誇口只是虛張聲勢罷了，其實你根本做不到！」

「還是趕快收回吧！」

「你乾脆當是玩笑話混過去吧！」如此不斷地加以自我否定，使得原本的決心、信心大受影響，因而繼續過著消極、逃避現實的生活。

因此說大話者，必須是意志堅強的人，否則只會打擊自己，以致一事無成。

若是意志堅強的人，潛意識會對自己說：

「我做得到！」

如此具有絕對自信的想法，就能支持現在意識的大話，使自己達成意願、實現夢想。

「爸媽，我一定要在美國過著錦衣玉食、高人一等的生活。」

「除非衣錦榮歸，否則誓死不回。」

「我一定要在民營電台打下一片江山！」

這些成功者曾歷經多次的失敗，卻憑著一股堅強的毅力和牢不可破的自信心，努力奮鬥，才有如今輝煌的成果。

有些人天生潛意識裏自信心就比較強，他們對自己有著強烈的使命感。有些人則是經由克服失敗和不斷的磨練，在潛意識中培養出堅定的信心。

另有不屬於這兩者，意志較薄弱、凡事謹慎小心，卻有強烈慾望的人。若為達成意願而滿口狂言，不啻是播下失敗的種子。

對他人大言不慚，等於將自己置於「非實行不可」的死胡同中，自斷退路，不像不懂得「思考」的動物，被逼急了也會出現「狗急跳牆」的情形，這是有「思考」習慣的人類的弱點。

因此，意志力薄弱的人，一旦說了大話，潛在意識就會產生排斥，在心裏想：

「沒關係，這次不行還有下次。」

「反正他們一開始就知道我做不來，做不到是應該的。」

「一開始失敗無所謂，最後只要成功就可以。」

如此，先為自己日後的失敗找藉口，毫無「置死地而後生」的決心。如果一開始即以失敗為前提，那麼，任何願望都不可能實現的。

成功者的共同特點是，他們擁有「絕不失敗」的堅定信念，才會大言不慚向別人宣告自己的意願。

想要達成自己的願望，必須靠集中力、持續力、創造力和意慾，缺一不可。而支配這些「人類的」意志和精神的是「額葉」。

仔細觀察可以發現，瑜伽行者或高僧們額葉所在的頭部前方稍微隆起，這是由於他們「額葉」的功能較發達的緣故。所以佛像的第三隻眼若在兩眉之中，即表示具有高度的知性。

男性的性能力是受「額葉」的作用所左右，當壓力增加，知性及創造力減退時，導致對性的想像力減低，性慾也隨之衰退。

人腦有八十％是屬於新皮質，其中「額葉」約佔一半。人之不同於其他動物，是因為人類的「額葉」發達，而擁有自己的意願、行動力和創造力。如果做事消極、喪失自信心、毫無奮鬥精神，這都是未能充分活用「額葉」之故。

可見，成功者必定是完全發揮「額葉」的功能，繼而燃起鬥志、發揮創造力、加強行動力，最後實現夢想。

所有動物中，只有人類是以兩隻腳活動，人類自以為這是高度進化的結果，可是，動物學家卻基於動物和地球引力的關係，指出兩隻腳承受的身體負擔比四隻腳來得大。

人類和其他動物生活習慣差異如下：

①由於動物是四腳著地，內臟器官個別受地心引力的影響而下垂，負擔較小；然而，人類的內臟卻是層層重疊，負擔也相對增大，所以容易有胃下垂等毛病。

②以雙腳直立行動、雙手自由使用、頭腦發達的人類，頭部重達全體重的三分之一，卻只以細弱的脖力支撐，因此，容易造成步行與姿勢的負擔，而產生肩痠痛，以及內臟受壓迫等各種健康上的問題。

③大腦需要大量消耗新鮮的血液和氧，才能保持正常的運作。而其需要量，幾乎是身體所需的三分之一～二分之一左右。由於血液是液體，有從高處往低處

流的性質，所以，容易集中於腳部，為防止腦部缺血，靜脈末端有毛細管現象的功能。

血液由心臟送往動脈所產生的血壓，和經由微血管到靜脈送回心臟的血壓，有相當大的差異。如果靜脈功能減低，就容易發生「血液循環不良」的情形。

因為受地心吸引的影響，我們才能在地球上活動自如，萬一失去這個重力，將會產生什麼樣的情況？

這可由電影或是有關太空知識的紀錄片中獲得解答。

由於人類身體各部位不同，受地心引力的影響亦不同，如腳離地最近，所受的影響小，而離地最遠的大腦，影響最大。

因此，身體中最需要新鮮血液的頭部，反而所具備的血液循環條件最惡劣。

有些人會以指壓方式，由外部刺激額葉，使之活性化，但這不如可輸進大量血液的「倒立」方式來得簡易有效。不過，一般的倒立只能輸進大量血液於腦部，刺激則較弱，若能採取瑜伽中稱為「西爾思・阿沙那」的倒立姿勢，就能兩者兼具，效果更佳。

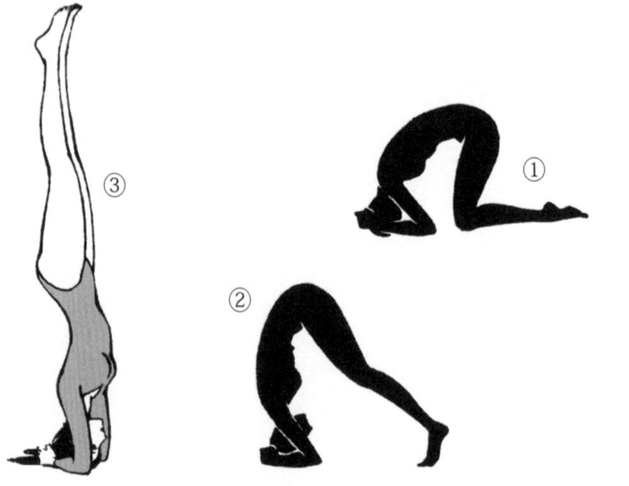

「西爾思・阿沙那」倒立姿勢

兩掌合攏，自肘臂彎曲置於地板上形成三角形，然後將頭頂在三角形頂點，再彷彿將頭包在三角形內，緩緩抬起腳部做倒立姿勢。

一般倒立必須具有強壯臂力的人才能做到，但瑜伽的倒立姿勢，即使是臂力弱的人也能輕易辦到。

接著談到呼吸法。所謂「呼吸粗」，是指大部分擁有充沛的活動力和牢不可破的信念，並付諸實行而成功者，大多呼吸緩而深。

為使身體各部機能靈活、大腦功能活性化，需要大量的氧和經常保持身體內部的淨化狀態。

想利用快速的節奏，學習大而強的呼吸法，宜採用「派斯特力加」呼吸法。

做法是盤腿而坐、收下巴、挺直背脊、挺胸、收緊臀肌。急促有力的從鼻孔呼氣二秒，接著同樣吸氣二秒，如此反覆做十次，再回復正常呼吸。前後一連串的動作定為一組。每天做一組，習慣後，逐漸增至二～三組。

一般誤以為這組呼吸法，著重在吸氣部分，事實正相反，呼氣反而較為重要。人類身體的構造非常奇妙，吃飽之後，無論端出多麼可口的山珍海味，都引不起食慾，相反的，餓時即使自己再厭惡的食物，也會一掃而空，還意猶未盡。

呼吸亦同，除非將二氧化碳完全排出體外，否則沒有多餘的空間容納氧氣。因此，必須以強有力的呼氣，將二氧化碳排出，才能充分吸入大量新鮮的氧，供應身體所需。

呼氣的重要性，即是將代謝過後的二氧化碳清除，留下可供氧進入的空間。如果呼氣不完全，也就無法吸入充分的氧，致使細胞殘留二氧化碳，對身體狀況不利。

最後是有關「食物」的攝取。從前的農業社會，人們只重視量的多寡，很少注意到質的選擇。但是，吃得過多，會使人心情放鬆、昏昏欲睡，做事提不起勁。這是為幫助胃腸活動，利於消化，血液全集中於消化器官所致。

況且多吃以後，消化所需的時間亦相對增長，腦部一旦缺乏大量血液，活動就會遲緩。

尤其是甜食中的白糖吃得過多，會對身心兩方面造成不良的影響。

身體如果攝取過多不必要的糖分，胰臟就會分泌大量的胰島素，將血液中的糖分推進體細胞內，因此，骨盆較大的人容易肥胖。

這時，腸的絨毛會萎縮，妨礙營養的吸收，抑制胃的蠕動，並大量溶解碳酸鈣、磷酸鈣，使血液、體液呈酸性，造成包括腦神經在內的自律神經系統失調，全身產生虛脫感、無精打采而多慮。

由於血液呈現酸性，神經混亂，因而削弱其他內臟器官的功能，也使腦機能降低。但瑜伽行者一天只吃一餐，且份量不多，反而促進其額葉作用的活性化。

由此可見，飲食過量對身體有害無益，所以，應盡量避免攝取使腦功能起負面作用的食物、加工食品或是糖分過多的食物。

## ●法則二——排除妨礙行動

想達成願望、獲得成功，單憑一己之力是無法辦到的，還需要家人、朋友甚至陌生人的共同協助。因此，我們必須打動眾人的心、震撼他們的靈魂，引起他們積極支援的動機，而付諸行動。

有時，自己為達成願望而採取行動時，會遭到各種阻礙，這時必須勇敢面對挑戰，克服這些挫折才是最重要。

想要得到他人的協助，絕大部分要靠自己的潛在意識活性化和幹勁本能，倒也不需要犀利的辯才。因為語言是屬於現在意識，易招致對方潛意識的排斥。

所以，業績名列前矛的推銷員，不一定都是舌燦蓮花的人，也有拙於言詞，卻能取信於客戶，受客戶歡迎的。

光陽工業曾因經濟不景氣，生意一落千丈，為傾銷大量庫存，公司便要求員工分往各處推銷，結果發現他們的績效竟比專業推銷員高出許多。由於產品是他們親手製造，對產品的優缺點自然十分了解，加上自己的產品都是最好的想法，使他們在推銷時自信十足、解說詳盡，因而能連連告捷，成績斐然。

這便是不靠現在意識的表面言行，而靠潛在意識的由衷誠心，以打動周遭人們的心弦，促使對方潛意識想提供協助的最佳例子。

與其說人生的成功者不知失敗，不如說是沒有多餘的心想失敗，因為他們的生活完全奉獻在追求夢想、實現夢想的行動裏，心中所念、所想亦都是理想、成功。即使如願以償，他們也不因此感到滿足，又開始朝向下一目標前進。對他們而言，人生是一連串的奮鬥，容不得失敗的。

有些人，由於有過願望無法達成的受挫、失敗經驗，便喪失自信，終日擔心再次失敗，很少想像夢想實現後的成就。

因為他的潛意識裏已存有失敗的映像，影響成功的行動，結果不是理想無法實現，就是只達成願望的一小部分。

獨自一人在美國，舉目無親、英文不靈光，又找不到好工作，三餐無著——在這種情況下，還能不在乎者，若不是極端的樂天派，便是愚蠢的人。

電影「洛基」在這種令人氣餒的環境下，卻不因此打退堂鼓，他想到的只是如何解決問題，結果真的「轉禍為福」。

由此可知，不屈服於惡劣的環境下，是成功者的條件之一。

當社會上以中年上班族無法伸展志向為話題，爭論不休時，有人曾經表示：

「光拿薪水，不必做事，而且能隨心所欲做自己喜歡的工作，世上沒有比這更愜意的事了。」

他的意思是說，中年的上班族即使被公司冷凍，也無須氣餒，反而該感到高興，因為這樣更有機會發揮自己的能力和才幹。

「我不行！」

這想法出現的那一瞬間，便是人生挫折的開始。唯有熱衷於追求自己的美夢到幾乎廢寢忘食，毫無餘力考慮失敗的問題時，這樣才能完全發揮潛在意識的功能，產生出乎意外的力量，開創未來光明的前途。

有些人遇到周圍妨礙的阻力，會置之不理依然我行我素，但是，有些人卻將這種阻力，化為能源，斷然採取行動，成就偉大的事業。

每位成功者都有一個共通點，那就是，認識「對立即是自滅」的宇宙真理。他們一向秉持「來者皆有利於我」的樂觀想法，不會感情用事、一受到攻擊即以牙還牙，造成無謂的對立；遇到外來阻力也不會照單全收，打擊自己的信心，甚至會將他人的批評、責難化為正面作用、發揮潛能。

任何事都有其正反兩面，例如，酒被譽為百藥之長，不過，喝得過多，又不啻為毒藥。人對事物的看法亦有不同，有些人只看見其負的一面，因而悲觀消極；可是有些人卻能看到其美好的正面，而樂觀積極，如此自然造就這兩種人不同的未來。

控制自己的情緒，等於是提高大腦的機能。而感情的亢奮，是得自興奮性胞突接合傳來的訊息所造成的，如果這種興奮性胞突接合作用太大，會使體內平衡作用減弱，身心一旦失去平衡，就會削弱潛在意識的功能。因此，能隨心所欲控制自己的情緒，是促進潛意識活性化不可或缺的條件。

## ●法測三──燃燒的信念、實行力

切勿以為採取和別人相同的行動、做法和遊樂，只要發揮念力，所有的願望都可達成。人的腦細胞約有一百四十億到一百五十億個，從腦停止成長的那一刻起，平均每天死去十萬個細胞，而腦細胞不同於其他器官的體細胞，它無法再生，只會不斷消滅直到殆盡為止。

腦細胞另一特質是，愈使用愈活性化，如不用，即會停頓、退化。

這點，可由年紀大的人身上得到印證。譬如，很多政治、經濟、學術界頂尖的領導者，雖已年屆七、八十，腦部功能卻仍不見衰退，這是由於他們長期活躍所致。更多的人在五十五歲退休之後，就變得不如往昔般生龍活虎，而且衰老很快，正是因為腦不再使用而迅速的退化。

將目標一次訂得比一次高，全身充滿挑戰的鬥志，這種類型的人不易衰老。反之，常自以為工作到此即結束，缺乏繼續前進的意願者，會很快的衰老二、三十歲。

一般而言，普通人必須進入睡眠後，潛意識才開始作用。而成功者，他們的「額葉」會全面運轉，提高集中力促進夢想的實現。結果潛意識進入清醒世界，猛烈刺激現在意識，產生難以置信的力量。

平常弱不禁風搬不動家具的人，遇到家中失火時，卻能扛著跑，這是由於無意識的集中狀態，才能發揮出如此驚人的力量。

人的意志原本就很薄弱，對於自己的偉大夢想，不管曾下過多大的決心，也都會為自己的惰性找藉口，如「只有今天不做無所謂」、「今天心情不好、不舒服」、「今天有別的事」等來逃避。因此，對於自己薄弱的意志，必須自我督促、評估，才能克服軟弱的心靈。

不管是誰皆非與生就具有堅定的信念和行動力，保證將來絕對一帆風順。他們之所以能成功，主要是相信自己，為了願望、夢想的實現，集中所有意志，努力不懈，其工作量是別人的三倍，因此能發揮出潛在意識的最大威力。

一個人的信念再強，總難消除「一抹不安」之感。有獲得多次成功，達成願望的經驗者，或許這種感覺不會太猛烈。但是，對「念術」的初學者而言，愈想相信自己能有所成，不安就愈深。只要能消除這抹不安感，即可得到百分之百的行動力。

人的「喜、怒、哀、樂」中，憤怒和快樂的本能是由大腦邊緣系統支配，而喜悅、悲傷的情緒，則由大腦皮質的額葉所控制。

這點，可由嬰兒、貓、狗、猴子身上看出端倪。他們有憤怒、恐懼、不快感等情緒，卻無喜悅、悲傷等屬於比較高層次的情感。

當自己有某些目標和願望時，之所以會感到「一抹不安」，主要由於它們是屬於不可知的「未來」。所謂「未來」，不只指時間上的「未來」，甚至包括到目前為止，從未遭遇過的事物、世界及場所等一切未知之事。

地球上的戰亂、紛爭不斷，其最大理由是彼此無法信任的不安感，及不了解對方的心理所致。而且，對未知的未來感到不安、恐懼是一種本能，也是維護自己生命的本能作用。

掌管這本能作用是稱為「視丘下部」和「扁桃核」的部位。這部位若受刺激，會產生洩怒的行動，或有「如果失敗，該如何是好？」「萬一做不到，又該如何？」種種不安，採取消極的行動，反而會招致更大的失敗。

若能安定「視丘下部」或「扁桃核」的作用，就不會產生無謂的不安感，而形成只集中意識、朝達成「夢想」目的奮力不懈的意願。

為了使之能安定化，以「完全呼吸法」來磨練相當有效。若能確切實踐此呼吸法，必會為所產生的神奇效力，驚嘆不已。

所謂「完全呼吸法」，即是將體內的二氧化碳完全吐出，再吸入大量的新鮮氧氣。其做法是：首先把所有氣都呼完，接著依腹、胸、肩的順序，慢慢吸氣八秒，然後，放鬆上半身的力量，稍呼出一些，再屏息十六秒左右，按腹、胸、肩依序緩慢呼氣，直到完全吐出為止。

即使身體發育成熟的大人，如果抽菸，也會造成血液混濁，污染吸入的氧氣，無法供應肺部新鮮的空氣，而使腦部機能遲鈍，更何況未成年者，其身心都尚未發展成熟，當然影響更大。

妊娠中的婦女抽菸，是形成胎兒腦部成長障礙，而生出畸型兒的重要因素。

青少年抽菸，是造成他們無力感、漠不關心、心焦氣急、粗暴、缺乏克己心等的原因。

這些因素都是由於香菸中所含尼古丁，會使腦部的功能降低，攪亂其控制作用所引起。

尤其是腦部氧氣供應不足，使大腦邊緣系的活力減低，一時間幻想、妄念叢生，就會不斷湧出若有所失的不安感，而造成不良的負面影響。

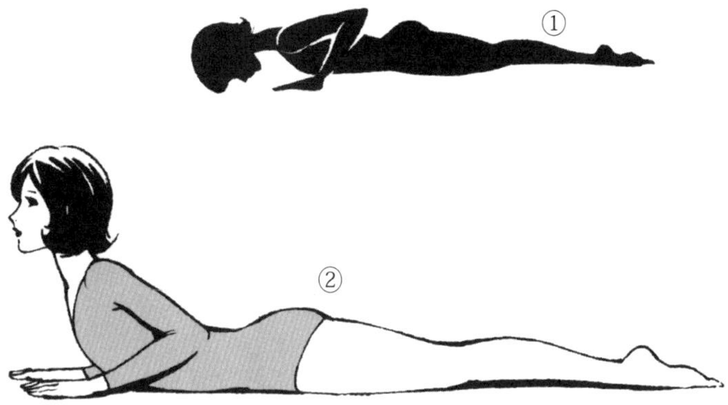

眼鏡蛇姿勢

為了使大腦邊緣系統趨向安定、活性化，利用記憶力增強的呼吸法十分有效。

腦中視丘下部的作用減退，也會產生不安感和妄想不斷的現象。而頸椎扭曲的狀態（頸椎扭傷即典型的例子），會使血液循環受阻，無法充分供應腦部，而出現頭昏眼花、心情鬱悶不樂的症狀，此時，視丘下部的功能即會減弱。

為使頸椎回復正常，可採用瑜伽術中的眼鏡蛇姿勢。

大腦邊緣系統和間腦視丘下部對潛意識能產生極大的影響力，因此，如果這兩部位的功能衰退，勢必削弱潛在意識的力量，使得願望無法達成。

# 獻給心有所顧卻無法立即行動的人

## ●意志力和幹勁

意志薄弱的人，通常缺乏熱誠，凡事漠不關心、提不起幹勁，而且動作也遲緩，他們有一共通點，即是吃東西時都不細嚼慢嚥。

根據報導，現代人的下巴無力，主要是因為現代的飲食，由硬性食物逐漸轉為軟性，對這類食品並無咀嚼的必要，因比下巴變得無力。

一般而言，下巴強而有力，咀嚼時，會強烈刺激顏面神經、太陽穴的神經，對額葉的刺激也相對增加。平常我們並不注意，其實下巴具有強勁的力量，咬一口食物，相當給予牙齒五十公斤的壓力。

研究顯示，一個人牙齒的強度與其意志力成正比，俗話說「咬緊牙根」，雖然有硬撐之意，卻也因此證明如此做可增強毅力和發揮潛力。

掌管「幹勁」是額葉的部分。切除具有兇暴傾向的精神病患的額葉，雖然會變得溫和、馴服，可是，也同時失去感情和意慾。這意味人的創造力、自發性、反應、排斥等特性，完全受額葉所控制。

切除額葉的精神病患，對一切失去意慾，即使蒼蠅停在臉上，也不知揮開。眼睛宛如沒有生趣的玻璃，光彩全失。明明能說話，卻閉口不言不語，使人誤以為他是啞巴。

「額葉」功能活潑的人，眼光總是炯炯有神，充滿了燃燒般的熱情。這種人在進食時，咀嚼有力，彷彿美味異常，吃得津津有味；反之，額葉功能差的人，用餐時，總是毫不起勁，好像嚼蠟般無味。

研究也發現，頭髮的清潔度和「額葉」有著密不可分的關係。如果偵探小說的主人翁有著一頭骯髒又雜亂不堪的頭髮，只會使大腦機能變弱，無法充分發揮其特有邏輯判斷及推理能力，根本不可能如小說所描寫的具有神奇能力。腦不僅需要內部的刺激，適當的外在刺激也是必要的。

使額葉功能遲鈍的另一重要因素是「肩痠痛」。但除非「肩痠痛」特別嚴重或變成慢性化，否則自己大多毫無所覺。這是由積存在肌肉中的疲勞物質或血

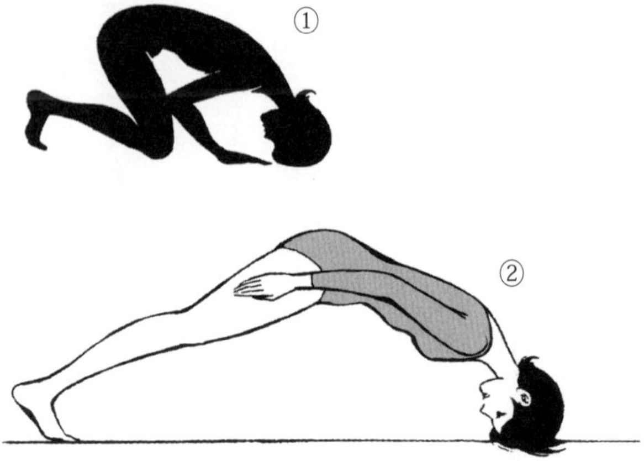


消除肩痠痛的姿勢

液、淋巴液停滯所引起，必須及早治癒，以免腦部功能降低、額葉遲鈍化，喪失創造力和幹勁。

至於輕微肩痠痛，做上圖介紹的瑜伽姿勢有效。

**●雖有願望……**

有些人雖然有強烈的願望，卻難以付諸行動，因為一開始就認定：

「反正我做什麼都不會成功。」

「我根本做不到。」

懷有強烈願望的人，至少表示額葉本身發生作用，然而，某些接受額葉指令而引發的行動，卻滯塞不通，無法產生應有的作用。

動物發現獵物，採取行動捕捉時，交感神經百分之百受刺激，因此心跳加速，血壓升高，血液流向四肢末梢。但胃和腸卻不活動，而呈鬆弛狀態，這是身體擁有控制「動」的交感神經和控制「靜」的副交感神經所致。

活動的部位，由交感神經支配，不需活動的部位，則由副交感神經掌管；這兩部位維持平衡，我們的行動才能敏捷又充實。

獵物時，需要用到運動神經、心臟、手腳的肌肉和肺部機能。消化獵物時，卻需要胃和腸發揮作用。因為獵物的行為和飽食行為完全不同，有些行為使交感神經起百分之百的作用，副交感神經的作用是零，有些則完全相反。不過，作用為零並非表示不發生作用，而是不緊張、鬆弛的狀態。若無此平衡功能，神經一直很緊張，最後會感到疲憊不堪。

交感神經和副交感神經都屬於自律神經，我們無法自由操縱。雖然無法自由運用，但是，刺激交感神經，仍可提高行動意慾。

人體的臟器，能依意志控制的便是肺部，可以透過呼吸，將肺部鍛鍊到某種程度。

例如，加強呼氣，可提高交感神經的作用，降低副交感神經的機能。反之，減弱呼氣，則交感神經作用減弱，副交感神經功能加強。

利用這種方法促進交感神經作用時，為使全身流汗，可以跑步、有氧運動等激烈運動，或是攝取少量芥茉、薑、辣椒等刺激食品，也很有效。

根據筆者的經驗，後者可能神經反應較快，上餐館吃客咖哩飯，已經像洗三溫暖般，全身冒汗。

## ●喪失幹勁的狀態

人的生命力是透過腦神經、內臟各器官、內分泌系統等的作用，互相密切關連，取得微妙的均衡，才能正常維持。其中負責調節、統合各器官的是自律神經和荷爾蒙。

倘若自律神經異常、荷爾蒙分泌失調，會患自律神經失調症，出現頭暈、心跳加速、焦慮、急躁、難安、心臟壓迫、胃痛……等症狀。而交感神經功能異常亢進，和副交感神經作用異常亢進，表現方式完全不同。

交感神經系統亢進，活動力強，血壓也會升高；另一方面，消化器官的運動受抑制，容易便秘。如果副交感神經亢進，則個性變得內向、脈搏次數減少、血壓降低，消化器官的運動被促進，容易下痢。

所謂健康，是指具有達成願望的意志、燃燒般的熱情，和生命熱能保持均衡的理想狀態。而喪失均衡的人，眼睛的瞳孔張開、呼吸淺而弱、心臟悸動加速，重心完全集中在上半身，呈現「畏怯」的狀態。

一旦表現出這種狀態，心中「不行」的想法比「行」的意念更強，不久，整個人陷入不安、恐懼中。如此即使本身條件再好，也難有所成。因此，將自律神經及荷爾蒙分泌經常控制在最正常狀態，才是避免喪失幹勁的唯一方法。

為排除對未來產生的不安、恐懼情緒，應保持「扁桃體」的安定。

人們面對未知的將來時，難免會產生「萬一失敗，該如何是好？」「一切的成果化為零時，又該怎麼辦？」「如果就此死去了呢？」種種負面的映像和語言。導致「想做，不敢做。」「想行動，因害怕而不敢行動。」的猶豫狀態。這樣一來，對於實行力是很大的阻礙。

我們必須知道「不安」、「恐懼」等情緒，是由腦的什麼部位所控制，怎樣產生作用，才能完全排除這種負面心理。

「大腦邊緣系統」掌管「遺憾」、「憤怒」、「羞怯」，及性方面的「恍惚感」、「快感」等。至於成功的「喜悅」，生活在世間的「感激」、「感動」，愛與被愛的「快樂」，生離死別的「悲痛」和失敗受挫的「悲慘」等，一律由大腦皮質的額葉所支配。

一般而言，實行「念術」時不該有的負面心理狀態，是由扁桃體和視丘下部所致。

譬如，破壞老鼠的扁桃體和視丘下部，使其失去傳達刺激的作用，這時，即使貓出現在眼前，老鼠仍毫無畏懼。又如麻痺猴子的扁桃體和視丘下部，阻礙刺激的傳達，猴子會變得不怕狗。

如果將人的這二部分開刀切除，「不安」、「恐懼」、「畏縮」等負面心理消除，就會經常面露微笑，即使上手術檯也顯得興高采烈。

因此，我們必須使扁桃體和視丘下部的傳達刺激功能遲鈍。

實行念術時，如果腦海中浮現「失敗的場面」、「周圍紛紛指責」、「恐怖

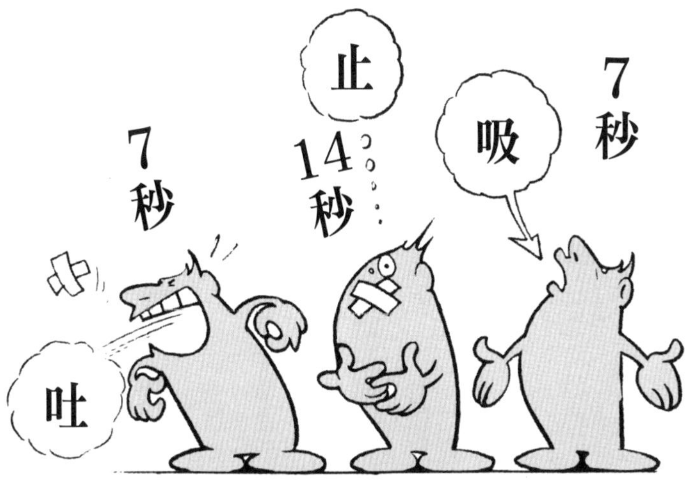


「堪布哈佳」呼吸法

的映像」等，應該利用呼吸法，排除這種思想。

上圖為「堪布哈佳」呼吸法，由於長時間屏氣，大腦一時氧氣供應不足，而產生扁桃體和視丘下部功能麻痺的效果。

當一般人感到「不安」、「恐懼」、「畏縮」時，多半採取呼氣短而淺，吸氣短而快的「逃避式」呼吸。

如要無畏無懼、心情安定，而能悠閒又快樂地實行「念術」時，就必須完全排除「逃避呼吸法」，而改為「堪布哈佳」呼吸法。

●實現夢想的行動

缺乏行動力，是由於副交感神經（乙醯膽鹼）的作用增強，而交感神經（去甲腎上腺素）的功能減弱所產生。

某些人有偉大「夢想」和「願望」，卻感嘆自己缺乏行動力。事實上，人生在世，為使夢想實現，必須有行動力配合，否則只是「紙上談兵」地沈醉在空中樓閣，即使夢想再美，也無法達成願望。

當人體細胞中的線粒體（mitochondria），有許多酵素順利進行細胞的呼吸作用，產生細胞高動力熱能的細胞活動元素（ＡＴＰ＝腺膘呤核苷三磷酸）之中，加水分解放出某種磷酸，才有爆炸性的行動力。這時，最重要的是使細胞的呼吸作用，保持最高的功能。

呼吸微弱，氧氣供應不足，就無法充分進行作用，有意慾也不能付諸實行。而呼吸作用保持最高功能時，各細胞可藉助ＡＴＰ，攝入鉀而排出鈉，將興奮的刺激傳達到人體的末梢神經，我們才能產生達成夢想、願望、目標的行動力。

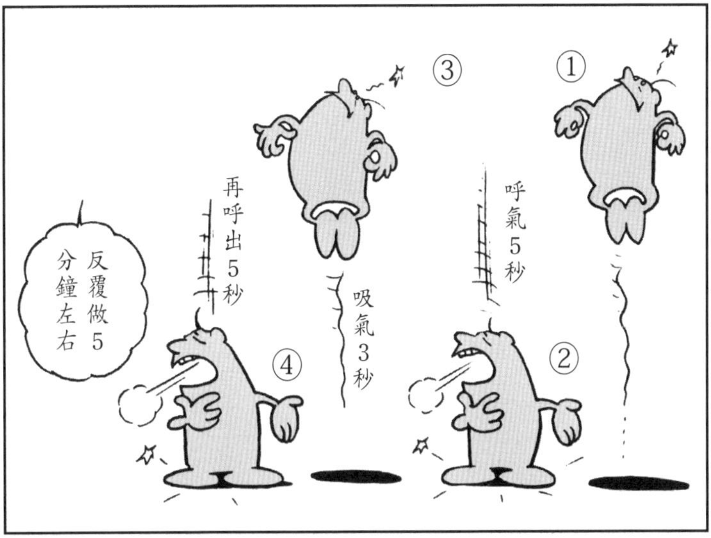


這時，從神經向身體各處肌肉傳達興奮刺激，使手、腳和身體各部分肌肉活動的是乙醯膽鹼和去甲腎上腺素。前者傳達副交感神經的興奮，後者傳達交感神經的興奮。

當乙醯膽鹼起作用使副交感神經開始活動，心臟跳動減弱（意氣消沈，性情溫和），刺激淚腺分泌，易流淚（悲觀的思想、悲哀的情緒、痛苦及遺憾）。結果好不容易產生爆發性的行動熱能，也因此轉變成消極的訴苦、埋怨、找藉口自我安慰、不平不滿等的語言熱能，導致實行能力喪失。

換言之，雖然產生熱能，卻不能引發實現夢想的行動力（很多人在此遭遇到挫折）。

這時可利用瑜伽特殊的呼吸法，刺激去甲腎上腺素，使交感神經維持最高覺醒狀態，創造實現夢想的鬥志，才能產生「燃燒般的實行力」。也就是造成眼中充滿光芒、心跳加速、一心想完成目標的心理狀態。就像賽車選手出賽前，一定先暖車，才能在槍響的瞬間一馬當先衝出。

要造成這種狀態，不妨採用上頁圖介紹的呼吸法。這也是促進細胞呼吸作用，使交感神經醒覺，激起旺盛鬥志的方法。

# 第二章

# 為什麼會產生奇蹟？

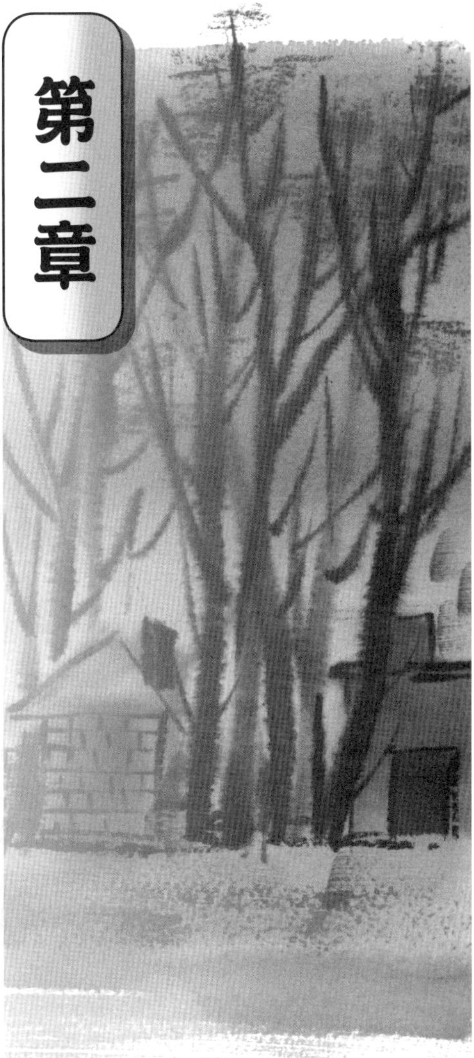

## 現在意識和潛在意識

我們經常忘記和他人約定的事，例如：商業約談、和情人約會或與家人旅行等，這些約定很重要，自己也十分明白，但是為什麼會遺忘呢？

關於這點，精神分析專家佛洛依德說：「那是由於這個人的內心深處，有著不願履行約定『不想見他』、『不願意去』等的潛在意識。」

有位女士不管任何情況下，都無法使用玻璃杯喝水，但除玻璃杯外，其他如陶、銅等任何質料的杯子卻照喝不誤，這種事連她本人都覺得莫名奇妙。每次強迫自己拿玻璃杯喝水時，手無法動彈、口張不開，臉也會轉向他處。倘若有人硬逼她喝，她頓時顯出十分嫌惡的表情，甚至到幾乎暈倒的地步。

後來，她實在無法忍受自己的怪異，於是求助佛洛依德。經過一番詳談，發現原來是在她年幼時，曾看到一隻狗，就著玻璃杯喝水，當時她覺得非常骯髒，從此這種印象，便深植心中。因此，每當她拿起玻璃杯時，就會聯想到狗，

「髒」的感覺也湧上心頭，而無法喝下。

由此，佛洛依德發現在人的意識中，除自己本身能清楚自覺外，還有一種連自己都感覺不出的意識存在，對人的行動、生活、想法有著很大的影響。從此確立其心理學理論。

佛洛依德將人能自覺的部分，稱為「現在意識」，而無法意識的，稱為「潛在意識」——「潛在意識」的發現，可說是本世紀最偉大的創見。

當我們清醒時的想法和行動，大多受現在意識所支配。的確，一般人只相信親眼所見，自我思考、判斷，才付諸行動。而經佛洛依德長時間研究指出，現在意識在自我意識中，如冰山的一角（二十％），其實，真正支配我們行動、思想的是佔八十％的潛在意識。

人的腦部，表面有神經細胞堆積形成的大腦皮質，內部有髓質、大腦核；大腦皮質又分成八十％的新皮質和二十％的舊皮質。

人之所以異於其他動物，有「知性動物」之稱，主要是人的大腦新皮質發達。和大腦新皮質比較，所謂的舊皮質，是掌管如本能或情動等動物性維持生命機能的作用，這也是所有動物都具有的。

然而，我們的意識會在大腦中產生很奇妙的倒轉。大腦中佔八十%的新皮質，成為只佔意識二十%的現在意識來源；而佔大腦二十%以下的舊皮質，卻成為佔意識八十%的潛在意識的根據地。

為什麼會產生倒轉現象？我們可由「紙上談兵」這句話作說明。

無論發揮多大的智能，作多精密的計畫，如果沒有實行力，一切都是枉然。而朝向目標行動，是掌管本能與情動的舊皮質的範圍。找獵物、襲擊獵物的動物行動力，或本能察覺危險而逃避的靈敏性……都由舊皮質所控制，也是與生俱有的能力。但是，人太依賴自己的智能而偏重現在意識，並不打算充分發揮潛在意識力量，所以才會有「事與願違」的情形。

「念術」就是要調整太偏向現在意識的狀況，讓睡眠中的潛在意識醒來，發揮功能。

成功者之所以能顯得精力充沛，富行動力，主要是由於能充分發揮智能力量，而不依賴智能，重視潛在意識，本能地選擇使潛在意識活性化的方法，達到成功的目的。

## ●積極語和消極語

在睡眠中的潛在意識甦醒之前，必須先學習使「現在」的我能隨心所欲操縱現在意識，而呈現更高昂的理想狀態。基本上要提高現在意識，必須有「不急、不慮、不氣」的態度，保持鎮定、充滿自信，不停地描繪達成願望的影像。

例如：

我已經是董事長。

我已賺了許多錢。

我已經和她結婚。

必須以過去式表示願望早已達成，這正是本書最大的特徵，各位應體認自己過去雖心懷許多美夢和理想，卻無法如願以償，原因就在這裏。

如果用傳統的暗示或自我催眠的未來語表現：

「我想當董事長。」

「我想成為大富翁。」

「我想和她結婚。」

這樣會感覺不安，無法完成自己的心願。例如：對上星期的職業棒球賽或籃球賽，由於早知結果，便能以充滿自信的口吻說出。可是下星期的比賽結果，在未知的情況下，難免惶惶不安、信心動搖，產生「也許」、「說不定」的疑問，因此願望的達成也相對性減弱。

如前所言，為提高現在意識的作用，必須以「過去式」來表現，以確立達成願望的絕對性。由於過去的事，早已決定不可能有任何變化，因此，任何人都能十分確信。

可是，未來式是屬於未知、不確定的事，經常會感到焦慮不安，而使信心動搖，所以，不可使用未來式表現自己的願望。

過去做事不順利，都是使用降低現在意識的語言，這不僅是未來式，也有放棄或妥協的意思。例如：

「別人是別人，我是我，他只不過比我運氣好而已。」

「人生平凡些比較好，不必太勉強。」

「何必事事計較，過一天算一天就好了。」
「我做不到的事，如果有人能做到，那是他天生有才幹。」

這些話乍聽之下，似乎很豁達，事實上是逃避現實的說法。有些成功者，是否擁有顯赫的家世背景？抑或自己具有特殊的才能？答案是否定的。他們全是由普通的人生起步，成功的因素是「不斷地追尋夢想」與「不輕易放棄」。

每個人都有掌管知性的大腦皮質，也有潛在意識根源的舊皮質，同時有許多達成願望的機會。可是如果一開始便放棄，逃避現實，可能在其潛在意識中，已深深印入逃避或遭受挫折時的影像，自然無法真正付諸實行。

這種人必須將成功的影像深植於潛意識中，這樣才能在現在意識中，產生向上心。欲使夢想成真，那麼，無論遭遇多大的挫折，都不可輕言放棄自己的願望。這時，便須依靠積極語來加強現在意識的作用，絕不說使現在意識功能降低的「消極語」。

## ● α波能刺激現在意識

我們白天的活動，是依靠新皮質的作用，使交感神經活躍而達成。由此可見，現在意識強烈影響著一個人的行動和想法。現在意識又稱「人類的知性」或「人類的理性」，具有控制動物性的本能和慾望、使人類社會的共同體能順利營運的功能。

「人與人」、「社會與個人」、「組織與個人」這種既傳統又新穎的主題，和現在意識、潛在意識有很大關連。在組織裏，個人必須將自己的私利和慾望擱置一旁，以組織的利益為優先，但在個人心中，自己的願望才是最優先。

清醒時的我們，不但屬於本身的個人，同時也具有社會共同體中一員的個人的雙重身份。而且我們在清醒時，身心兩面都是以現在意識為中心活動，因此，我們能適當控制身心兩面，使社會共同體得以順利維持。

電視上的一句詼諧語說：

「大家一起過，紅燈就不可怕了。」

這句話所以廣受歡迎，主要在證明遵守共同決定的規則，就是現在意識的作用，也使人類社會得以維續且保持協調。

但是，一旦我們進入睡眠的世界內，潛意識取代現在意識活動，特別是自律神經的部門，不會因為我們睡覺而休息。呼吸、內臟各器官、肌肉和細胞都必須一天二十四小時持續不斷地工作著。因此，為使我們的夢想能夠實現，最重要的是在這種狀態下，促使潛意識活性化。

如前所述，人的腦波是隨腦功能和狀態，時時刻刻在轉變的。睡眠時的腦波為〇・五～三赫茲的$\delta$波；意識模糊的狀態下是四～七赫茲的$\theta$波；清醒時，為八～十三赫茲的$\alpha$波；而在興奮或緊張的狀態時，是十四赫茲以上的$\beta$波。

使用「念術」最理想的腦波是八～十三赫茲的$\alpha$波，參禪高僧和正在冥想的瑜伽行者所呈現的是十～十三赫茲$\alpha$波狀態。雖然外表上他們似乎與我們進入睡眠狀態並無二致，不過，就腦波而言，卻是最理想的$\alpha$波，因為在這種狀態下，最能提高潛在意識的功能。

當人心中不平不滿，有所批評時：「那個壞蛋經理！」「我就是看不慣董事長……」或「這簡直是無理取鬧」等，人的情緒一高昂，腦波便立即從$\beta$波轉變為$\gamma$波，使現在意識發生混亂。

集中現在意識於積極語，便是造成潛在意識在最理想的形式中發揮出來的狀態——就是達成願望最有效的狀態。

## 達成願望的潛在意識

### ●以潛在意識治癌

在瑜伽行者中，有許多人具有所謂的超能力，例如成為「空中飛人」、「冬眠」好幾個月，或是預知未來，都是靠訓練來提高潛在意識功能。

如果潛在意識相信自己的身體可像紙般輕盈，那麼，真能變得如紙般飛向空中。也可藉潛在意識的作用，使全身陷入「冬眠」狀態好幾個月（這些當然必須依賴訓練和完全活用潛在意識，才能做到）。

也許讀者會認為這簡直是一派胡言，毫無科學根據，可是，歐美各國早已廣泛研究，透過潛在意識使身體呈現最佳健康狀況的方法，而且已獲得相當的成果。其中之一稱為「賽索頓治療法」，這種治療法使用與念術相同的原理，先在心中，明顯描繪血液中白血球噬食癌細胞，而癌細胞不斷死滅的影像，結果真能達到治療的功效。

常聽說「病由氣生」，可看出在不如現代科學發達的古代，人們反而更熟知氣＝潛在意識比科學＝現在意識效果更高。

### ●實踐行動的七個動機

為了能具有像祖先直覺領悟的潛在意識力量，活在「現在」的我們，必須有適當的定律輔助，使在任何情況下，不管是白天、晚上，甚至睡眠時，都能操作自如。

那即是下面將說明的「實踐行動的七種動機」，以及「引起消極敗退的七種動機」。

### ①生存的動機

最重要的是我們要超越為何而活，及人生有何價值的觀念遊戲——活著、活著、活透；「現在」的人生充滿了喜悅——因此，明天還要活下去——感覺出對生命的喜悅。

為此，最基本的是攝取能提高生命力的食物，以及應用前述的「呼吸法」和

「姿勢」。

**②野心的動機**

我們必須使想完成的事、想成為某人的慾望，隨時光流逝，更加明顯具體化。如果願望不斷地改變，即無法如願以償。因此，應該要有明顯的野心、慾望，並繼續堅持下去。

**③自信的動機**

本來自以為辦不到的事，必須步步為營，向目標勇敢邁進，才能擁有「我絕對做得到」的自信。

應該天天培養自己能像拿破崙說出：「在我的字典裏找不到一個『難』字。」那般牢不可破的自信。

**④愛的動機**

為我們心愛的人設想，包括妻子、丈夫、子女、父母、親人和朋友，再擴大範圍，為眾人、國家以及為全世界設想。如果缺乏這種博愛的胸襟，那麼，任何大發現、大發明及大野心都無法達成。

**⑤性的動機**

事實證明所有成功者都具有強烈的性力，性等於生命力。可見，我們的性能力亦能轉為腦能、動能，及發明、發現的熱能等，變換自如。可是，若性力原本即弱，那就根本無法湧上達成願望的行動力。

**⑥夢的動機**

達成夢想，即可獲得莫大的喜悅，同時，也能由美夢中得到滿足感——必須引起夢想的動機，而且還要不斷地增加。

**⑦戀愛的動機**

包括所謂火辣辣般的熱戀，以及柏拉圖式純純的愛。有位女作家說，她之所以仍然具有年輕人的魄力，不斷從事新的創作活動，主要是她經常在談戀愛。所以，不管到什麼年紀，都不要忘了談戀愛。

一個忘了談戀愛的人，無法引起積極行動力，甚至連依序實現美夢的意願都沒有。

## ●引起消極敗退的七種動機

①**不安之心**

心存「萬一行不通怎麼辦？」「失敗又該如何？」或「不幸逝世了？」等的不安心理，那麼，美夢必離你遠去，而走向敗退之路。

②**憤怒之心**

如果是下意識使自己發憤自覺的憤怒，還情有可原。若為其他因素大發雷霆，將會大量消耗憤怒的能量，而使生命力減弱。

③**怨恨之心**

如果經常怨天尤人，即無法採取建設性的積極活動。何不把時間、精力，轉變成實現夢想的力量。

④**放棄之心**

將一切歸因於命運而很快便放棄希望，或是認為都是命理注定的想法最愚蠢。「命運」本是「搬運生命」，應由自己的現在意識和潛在意識來搬運。

### ⑤執著之心

即使你一直緬懷過去，回憶往日的時光，但你是活在「現在」，因此，把握住「一瞬」而活，才是最重要的。有執著心的人，是無法走向光明的未來。

### ⑥迷惘之心

總認為這不好、那也不對，如此迷惘不定，連自己都掌握不住自己的心，等於讓「時間」呈現停滯的狀態。這時，應該施行後述的慾望整理術，才能朝向通往「明天」的光明大道。

### ⑦無知之心

無知正是人類最大的罪惡。只要知道改變體質的方法——如造成樂觀積極心態的方法，及治療疾病的方法等，又何必擔心事不成？例如：你不會駕駛飛機，但是，只要曉得「乘坐的方法」，亦即是「到達目的地的方法」，我們依然可按自己願望到歐、美或世界各個角落。

### ●潛在意識和副交感神經

現在，要具體說明如何在潛在意識中灌輸願望的方法，即是在入睡前，瞄準現在意識影響力最脆弱的一瞬。雖然意識的八十％是由潛在意識所支配，但是，清醒時的意識中心正是現在意識。這是由於交感神經的機能在現在意識上發揮功能，而副交感神經在潛在意識上發揮所致。

現在意識和潛在意識之間的關係，有如明星和幕後的導演。清醒時，亦即是明星活躍於水銀燈下時，而導演正在構思下一步驟的計畫，但他本人並不曝光。等到曲終人散，燈光熄滅，大家在排戲時，導演搖身一變為主角，演出時的主角明星，反變成傀儡般地任由導演改變形象。

這就是二十％與八十％的基本關係。

當人還清醒時，也正是現在意識活躍的時刻。因此，要使潛在意識在這時間內活性化，否則容易受現在意識的阻礙而引起混亂，以至效果不彰。為此，現在意識停止活動時的快入眠那一瞬間之前，具備了最良好的條件。

值得一提的是，人類隨新皮質的發達，才能建立像今日的文明。長久以來人們一直認為較合乎科學的作風，就是以現在意識的知性、理性排斥被視為反知性、動物性、本能性的潛在意識，即使事實上是潛在意識控制一切，我們也從未那樣深入思考過。

長遠的歷史顯示，人們一向輕視被認為非科學性的第六感、預感和直覺等。然而，等到緊要關頭，想活用潛在意識時，卻又像是要打開一扇老舊的倉庫門，無法一下子拉開，必須耗費相當大的努力和時間。就因為快入眠一剎那前的狀態，等於在這「一瞬間」由長久的歷史中掙脫出來，使心靈呈現一片空白，這正是比較能順利接近潛在意識的「時刻」。

## ●自律神經、荷爾蒙分泌和潛在意識

為達成願望，「氣力的維續」是不可或缺的條件之一，而且有自律神經的功能和荷爾蒙分泌的作用，才能維持氣力。

自律神經是包含腦部在內全身神經系統的始源，並不受我們意志和意識的拘束。它本身具有調節維持生命所需的機能、呼吸、循環、消化、排泄、代謝、分泌、體溫及生殖力等活動。

自律神經之所以被稱為「另一個腦」，正是由於不受大腦的指揮和命令，因此，自律神經失調症的患者，不管多想呼吸，卻因為呼吸調節機能紊亂，導致呼吸困難。奇怪的是，自律神經機能和潛在意識的基地——舊皮質中視丘下部的功能，具有互相帶動的奇特關係。

視丘下部擁有控制食慾、性慾中樞神經，並掌管體內所有的化學變化。另一方面，放射甲狀腺素刺激荷爾蒙分泌，帶給我們行動力和氣力。

簡單說明身體互相的關連，即一旦自律神經作用混亂，則胃腸部分的消化功能便降低，身體自然衰弱。這種情形很快傳遞到視丘下部，開始控制甲狀腺刺激荷爾蒙，使身體的調節功能恢復，自律神經作用正常化。然而，也有相反的現象產生，不少人因此荷爾蒙失調，反造成自律神經功能紊亂。

總之，「提不起勁」、「毫無氣力」等基本模式，都是荷爾蒙分泌失調和自律神經作用混亂所致。

一般認為：「性荷爾蒙，即是青春活力的來源。」

那是說性荷爾蒙是我們行動力和意願最大的泉源。基本上，人類腦的原型結構是屬於女性型的。懷孕五月到七月間，除非胎兒的腦接受大量男性荷爾蒙，否則所有胎兒的腦結構都會以女性型的腦出現。

為使男性荷爾蒙的分泌能活潑化，可採用瑜伽的壓頭姿勢。仰臥，手掌平放身體兩側，吸氣，雙腳併攏抬起；吐氣，將腳放在頭前方。手掌向上，畫一圓形伸直，和肩膀成一直線。兩腳打開與肩同寬，吸氣後吐氣，曲膝靠近耳邊。只要早晚持續作這個動作，頭部因受刺激，視丘下部的功能活潑化，男性荷爾蒙的分泌自然旺盛。

## ●自律神經和二腦（大腦和腹腦）

人的姿勢，是達成願望與否不可或缺的條件。從未見過成功者走路彎腰駝背、無精打采。他們莫不姿勢端正，走路抬頭挺胸、昂首闊步、步履輕快活潑。與其說那是由於獲得成功、內心充滿自信，才改變他們的姿勢，不如說良好的姿勢，是他們成功的原因。

根據瑜伽醫學報導，在腹部肚臍的背側，有稱為「太陽神經叢」的部位，只要「太陽神經叢」能充分成長，具有正常功能，即可透過它經由脊髓，影響潛在意識而達成願望（「太陽神經叢」自古稱為「丹田」）。

最近大腦生理學家研究發現，腸胃具有與大腦相同的功能，並證實雙方的關

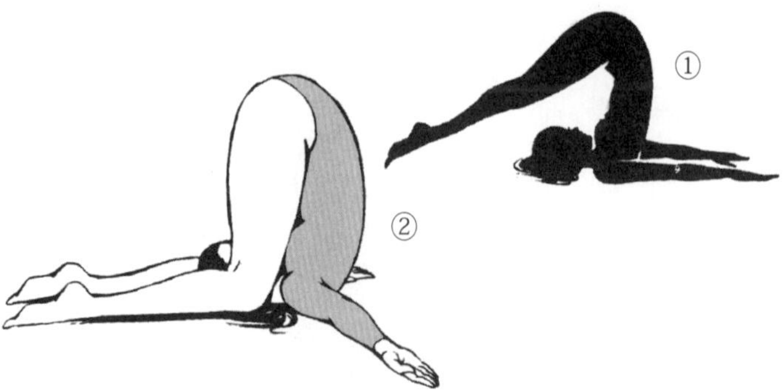

壓頭的姿勢

係——大腦是大的腦（large brain），腸胃等消化器官是小的腦（little brain）。

緊張、刺激的累積，應屬於大腦所掌管的部門，為什麼會導致胃潰瘍、十二指腸潰瘍等疾病？經過研究，學者們驚訝地發現，原本該在大腦的物質，居然全部出現在消化器官內。

由此可見，大腦和消化器官關係之密切，因此，才有人以瑜伽為泉源開發指壓按摩法，或是針灸等治療疾病。學者並認定消化器官可能和大腦一樣，擁有判斷、區別事物的能力，等於是大腦第二。

古人說：「有膽量」、「宰相肚裏能撐船」等，都是由經驗得來。然而，經由現代科學研究，漸漸證明這些古語正明白地表現我們身體功能的本質。

古代瑜伽強調的奇蹟原點——瑪里普拉・查克拉（臍輪，Manipura Cakra），即是刺激太陽神經叢、聚集血液，使潛在意識大受影響；而提高其活性力的原因，是消化器官所屬的自律神經與大腦舊皮質間十分密切的關係所致。

自律神經是維持生命機能的根源，即使沒有我們的下意識下命令，它也能獨立活動。因此，自律神經屬於動物腦的舊皮質，可強烈影響潛在意識的作用，而消化器官等於是舊皮質中的副腦，對於新皮質的腦，具有強大的影響力。

如果消化器官功能弱，除使體力衰退及氣力或意願降低外，也和所謂潛在意識的生存意慾、生命力衰弱有關。為促使太陽神經叢活性化，繼而使潛在意識活性化，可一併採用堪布哈佳呼吸法。

## ●功能和大腦相同的腹腦

早在五千年前，瑜伽即告訴我們，人類的潛在意識是在腹腦（太陽神經叢）內。這點可由下列幾項得到印證：

第一、腸胃的消化器官受自律神經所控制。

第二、消化器官受交感神經和副交感神經的影響而發生作用。

第三、是自律神經在視丘下部，稱之為大腦邊緣系統的舊皮質。

二次世界大戰，日本侵略南亞時，由於戰事已近尾聲，日本當時正為軍援，尤其是醫藥短缺而傷透腦筋。因此，軍醫不管士兵是肚子痛、頭痛或是腸胃炎、便秘，一律以牙粉權充藥劑，想不到士兵們卻痊癒了。

這種現象，根據腹腦的功能，便可以合理說明。當時，醫生告訴患病的士兵：

「這是治療腹痛的特效藥，一吃見效。」

患者信以為真，將它當作腸胃藥服用，結果真的發揮與腸胃藥同樣的效果。

市面上有許多清涼飲料，巧立名目說其具有滋養強身、消除疲勞等功效，使很多人趨之若鶩，銷售量持續增加。筆者也不確知是否真有這種效果，但是，至少買的人認為它能發揮功效，銷路才會如此旺盛。

因此，我們可以解釋腹腦具有增強體力、消除疲勞的效果，而由腹腦發出指令使全身的細胞都發揮功能。

自古流傳有關腹式呼吸、完全呼吸、重心放在丹田處用力、膽量要大等各種說法和方法，可說是我們祖先體驗而且本能知道、肯定腹腦的功能。

無論如何，想達成願望，必須「穩重」，而所謂的「穩重」是指腰部強而有力，及腹腦有威力而昇華的狀態。換言之，即是潛在意識活性化的狀態。

## 〈加強性能力的念術〉

腰部除聚集主宰性能力的神經穴道外，統括荷爾蒙分泌的副腎也位於此處。此外，在肚臍正後方的第三腰椎是勃起中樞所在。

雖未到性無能的程度，但卻有勃起力弱的情況，大多是由於第四腰椎扭曲、歪斜或呈無力狀。

如果將這種狀態置之不理，血管神經的功能會逐漸衰弱，使供應海綿體的血液輸送作用降低，進而惡化到性無能的地步。

為提高勃起力，必須集中精神想念第四腰椎的性勃起中樞，燒得熾熱通紅的狀態。只要心中想念青春火焰持續不斷地燃燒的狀態，不久，血即聚集而來，腰部覺得如火般熱，而大大提高勃起力。

此外，想增加精力，不妨想一些精力充沛的人，使自己成為他們第二。據說大權在握的秦始皇，為求長生不死、精力絕倫，曾徵召許多術士、仙人，學習強精術。秦始皇後宮佳麗三千，每晚沈醉酒池肉林中，從無精力衰退之感。

只要每晚上床前一小時，實行念術，你也能像秦始皇般，具有超群的精力。開始時，或許並不理想，可是，每天持續不斷，心中的影像會逐漸顯明，結果產生驚人的精力。

# 第三章

# 達成願望威力升級法

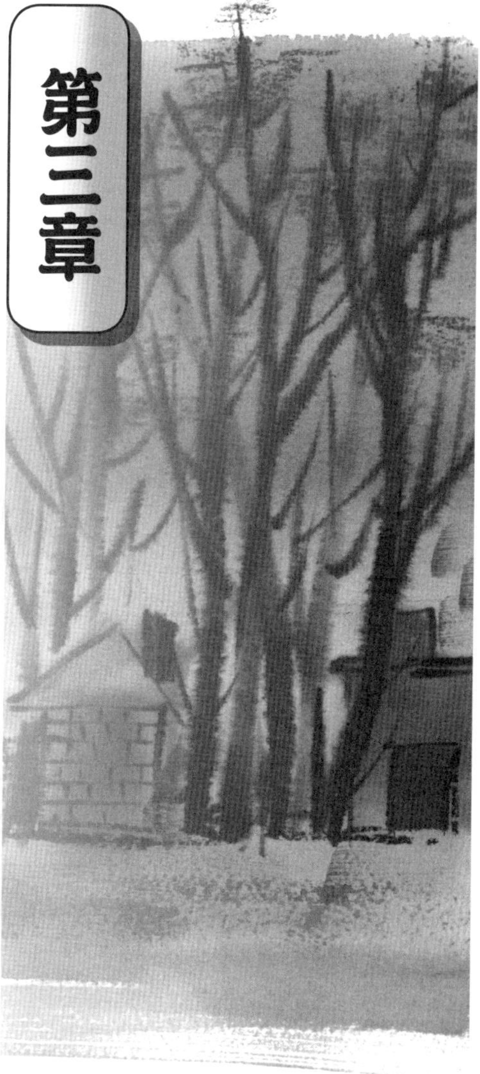

# 念向術——自己的理想和前進的方向

●自己為何而活

聞名於世的某冒險家，在成為冒險家之前，曾在公司上班，然而，他的個性並不適合領薪階級。打麻將、打高爾夫球、喝酒等的應酬活動，都是上班族生活所不可避免的，而他卻生性就不喜歡交際。

他一向喜歡單獨去爬山、到陌生的地方旅行，而這種獨來獨往的個性，置身在必須過群體生活的上班族，是件非常痛苦的事。

雖然他曾努力去適應，最後還是無法忍受，而毅然提出辭呈。從此便一面打工，一面繼續他真正熱愛的工作——探險。攀登過無數世界名山之後，終於確立其國際冒險家的地位和名聲。

自己的人生目標為何？真正想做、喜歡的又是什麼？

大部分的人只是茫然地想「成為某某」。但是，一旦遇到挫折便立即妥協，而使自己的理想半途而廢。

做自己想做的事，可說是人生一大樂事，在內心興奮的狀態下，能發揮集中力和令人吃驚的威力。如果只因「為生活、三餐」而勉強去做，這種心不甘、情不願的心理，即使有美夢和才能，也會被消磨殆盡。

近來有很多年輕人，不肯從事固定的工作，寧願一面打工以維持生計，另一面則考慮「我該做些什麼？」

的確，這也是一種生存的方法，只是和前文所提的冒險家的情況又大不相同。冒險家是先確立自己的目標，為實現目標才打工，兩相比較之下，他的魄力自然不同。

沒有人只因有著魁梧的體格、傑出的才能，就能成功。若以這種先天優惠的條件，卻配合世間為名、為利等庸俗的成功志願，所得到也只不過是低水準的成功。好不容易與生俱來的才能，都將因此被埋沒。

我們應該時時將目標訂得高些，並有步步為營、達成目標的心，不只為眼前的小目標，才能產生使自己人生改變的威力。

人有各種不同的慾望，包括金錢慾、名譽慾、物質慾、富貴慾、出人頭地、性慾、食慾……除非將自己所有的慾念全部吐露出來，加以整理，否則無法確立自己真正的目標。

自己認為已經明確決定的目標，但是，潛在意識內假如還隱藏著更大的慾望和目標，那麼在慾望、目標兩相糾葛的結果，會使行動力和意識產生混亂。

我們的身體無時不刻在活動著，隨著新陳代謝的作用，細胞分分秒秒新生、死滅；本身的慾望也不停地起變化。吐露出所有慾望的意思，是必須完全表露出來，才能辨別而加以整理，並分辨它只是五分鐘熱度、逢場作戲、抑或是真正由衷尋求的願望。如此才能避免被三心二意的慾望所捉弄，喪失自己真正的人生目標，而陷入進退維谷的地步。

很多經常遭受失敗、挫折的人，即是無法整理自己慾望和目標的人。

## ●把所有慾望記在雜記本上

慾望愈多愈強，達成的可能性也相對地提高。若慾望少而弱，即表示其生命力弱，潛在意識沈澱。

至少要準備一本雜記本，記上自己的慾望和目標，如此，才能由衷引起幹勁，付諸實行。

當某作家仍藉藉無名時，他的唯一樂趣是查字典。通常只有遇到生字時，我們才會想要翻字典。可是對這位作家而言，字典中同音異義或同義異音應用的種種樂趣，可引發人無窮無盡的想像力，彷彿進入奇妙的幻想世界。

他也將所獲得的心得，運用在文章中。獨特的對白和文字的巧妙運用，使他的文章獨樹一格。

哲學家康德認為「手即是暴露在外的腦」，可見手和腦之間有極密切的關係。右手連接大腦的左半部，左手為大腦的右半部所控制。大腦生理學家研究證明，左撇子的人大多具有優異的藝術天賦，原因是刺激右腦發達所致。

手的五指和大腦功能間的關係如下：

○拇指——與迷走神經有關，能增強運動和知覺能力，及使判斷力變得更為敏銳。

○食指——能使視神經、聽神經發達，並提高感覺能力。

○中指──與後腦、頸椎骨有關，可加速神經的反射作用。

○無名指──與中醫學「經絡」中的少陽三焦經有關，能強化心臟、大動脈和下半身。

○小指──與頸部和胸部神經、生殖器有關，可使「心氣」高昂。

讀書時，若想真正深植於潛在意識中，用「書寫」的方式最好。即使在腦中多背幾遍，仍很容易忘記。要是將自己的願望和目標反覆不斷寫在筆記本內，等於把慾望和目標深植於潛在意識。

**●先使自己完全曝光，而後掌握自己**

除非十分明白自己處事的態度、個性和能力等，否則不管有多麼明確的目標，也無法達成願望。如欲實現慾望和目標，必須採取適合自己能力和個性的方法。

孫子兵法說：

「知己知彼，百戰百勝。」

很多人沒有自知之明，一味妄想超乎能力的慾望，或難以實現的目標。羅馬並非一日造成，無論是何種慾望、目標皆不是一蹴可幾的，必須採取適宜的方法和順序。為此，就需探知什麼樣的方法和順序才適合自己的能力。

提倡「書寫」念術的某攝影師，他曾獲得一家大企業所舉辦的攝影新人獎，而成為該公司的特約攝影師，前途大為看好。不過，他卻這麼想：

「如果我擔任這家公司特約攝影師，必定得按照上司的指示拍照。可是，這種生活並不適合我嚮往自由的個性。我要無拘無束隨心所欲地拍照，即使別人說我是離經叛道也無所謂。」

於是，他毅然辭去工作，如己所願成為自由攝影師。他和大部分人不同的地方是，別人總是爭先恐後買最新且具高性能的攝影器材，而他竟只帶著拍立得相機，繼續追尋他獨特的世界。最近，更出版著作和攝影專集，極受大眾歡迎，成為著名的攝影師。他能有今日的成就，足足花了十年漫長的歲月。

自己所追求的到底是什麼？必須仔細觀察，再步步為營，朝更遠大的夢想和慾望踏實邁進。前例的攝影師就是如此，才有今天的成就。

## ●什麼是人生真正的目標？

只要能明顯確立自己的人生目標，即可產生令人難以置信的威力。為此，最重要的是能先具體把握自己真正的目標。

最近百貨業界不景氣，各大超級市場和百貨公司正為營運業績每況愈下而大感頭痛，然而，此時竟有一家超級市場年年業績有增無減。

基於大即是好的觀念，大部分的百貨業者紛紛以擴大營業，作為與同業競爭的手段。但是，這家超級市場的老闆卻有他獨特的見解：

「我們既無雄厚資本，又無實際業績，怎能與那些擴大營業的大公司相競爭呢？」

於是他只將目標明白限定在店鋪的周遭附近，營業範圍是在離大規模市場車程一個小時以內的地方。因此，他們不會毫無計畫地多開分店。

這就是這家超級市場與其他大超級市場因開太多分店，感到十分苦惱的矛盾情況不同，而業績能年年上升的原因。

人只要定下自己真正的人生目標，就不會為眼前的蠅頭小利所束縛。一個沒有確立人生目標的人，心浮氣躁、東奔西跑，看到別人賺大錢，便覺得好不羨慕，而多方嘗試。結果，卻屢屢受挫、失敗。因此，一定要堅定自己人生的目標，就不會再迷惘，而能為明天確立前進的方針。

## 念慾術──徹底分析自己的慾望

### ●自我了解是起飛的引爆劑

正確了解自我本身，有如得到起飛的引爆劑，但是，如果對自己了解不夠，難免容易訂下無理的目標，而愈走愈偏差。

了解自己、探知自己真正的需求，即是將自己的優、缺點全部加以剖析。所謂「全部」，還包括哲學、思想、讀書傾向、飲食愛好、喜歡的異性類型、流行嗜好，甚至姿態、步伐等。

而且從中發現自己的適應性、個性、能力，然後再加以整理，找出別人所缺乏之而自己所擁有的才能和個性，這才是吸引他人的利器。

「為什麼？」

很多人以為這句疑問詞，是小孩所專有。人們常自認已是大人，如果問別人「為什麼？」會被對方取笑：「你連這種事都不懂！」因此，有很多人對明明不知道的事情，卻因害怕有失顏面而佯裝知道。

其實，只要反問「為什麼？」不僅能得到受教的機會，而且亦能表現自己虛懷若谷的胸襟，實在是極其有益之舉。

「開口問，是一時之恥；不問，卻是永世之恥。」

所以，凡是不懂的事，應坦率地問對方，切勿受虛榮心的業障所迷惑，寧願自己無知，也不願失去顏面，須知常懷受教之心的人，才會受人尊敬。

一旦有虛榮心，便容易以有色眼光來看一切，根本無法了解真正的自我和別人，也不能找到正確的目標和方法。

尤其在複雜的人際關係上，若沒有這句坦率疑問詞「為什麼？」作為溝通的橋樑，難免容易和對方發生爭吵、鬧得不歡而散。

由下面兩位先生的關係，可見一斑。

A先生是某機車工廠的工程師，只要一開始工作，便將一切置之腦後，終日埋首於製造、設計和開發上。

由於他對工作以外的事務皆漠不關心，也不想了解。於是將一切瑣事，甚至會計和總務方面的事，都全權交由B先生代理。

當A先生擔任董事長期間，除本身的工作外，其他如董事長的印鑑、保險箱以至鑰匙仍一概交由B先生管理，連年度結算文件和銀行存摺，都不過目。只要B先生答應，他也無條件接受，相輔相成的結果，使公司業績蒸蒸日上。

良好的伙伴不但能彌補自己的缺失，同時也能添補對方的欠缺，如此才能相得益彰。如果只是單方面彌補，即不可算是關係平等的伙伴，且時日一久，終必破綻百出，而失去彼此友好關係。

可見，要獲得成功，主要關鍵在精選伙伴，訂定自己的人生目標，同時確信自己能明白回答「為什麼？」這個問題。

### ●自己「現在」的實力

任何正確的目標，皆不是以未來做起點，須由「現在」出發。因此，「現在」是否需要這樣的判斷，也是非常重要的條件之一。

追求「現在」的能力和生活環境所不需要的事物，必易招至失敗。縱使對人生不致產生致命的結果，但中途而廢也會造成很大的打擊。

以連鎖生意而急速成長的某電腦公司，顯然是為了適應需求為發展的起點。對該一群研究員而言，他們經年累月、煞費苦心所完成的電腦軟體技術是很珍貴的，並非公司想中止，便能拋棄得了。所以，他們決定外求贊助，自立開發這項成果，果然獲得成功。

現在正處於第二期連鎖事業的熱潮中。它的特徵，都是屬於知識集約型的電腦軟體部門。

第一期只不過是屬於單純的經濟成長時期，在此時期不管任何產品，只要能製造皆可獲得青睞。如今，已從物質缺乏的時代，進入尋求豐饒生活的時代，由於經濟結構的不同，人們必須靠頭腦的構思力、創造力，發明具有個性的產品來一次勝負。

因此，重視我們生存的環境，充分分析對它的需求，是十分必要的。

## ●絕對可能

這是個奇妙多變的世界，事物的變化往往出人意料，有時絕對可能的事，會成為不可能；而認為可能，反而變為不可能。

有位年屆八十八高齡的女作家，至今仍精力充沛從事創作活動，即是典型的例子。

當她仍默默無聞時，經營一家服裝店。有一天，她突發奇想欲前往拜訪慕名已久的某畫家，可是，這位畫家是當時的名人，非一般人可輕易見得，更何況是個名不見經傳的女孩呢？

但出乎意料，只憑一通電話，對方竟爽快答應與她見面，令她喜不自勝。令人頗感興趣的是，他們見面交談之後，一見如故。當天，這位女作家便登堂入室，成為名畫家的情人。

這段突如其來的艷聞曾轟動一時，固然他們閃電結合有命運的因素，也是由於女作家的熱情所趨。

一開始，她並不認為去見名畫家是件不可能的事而輕易放棄。筆者曾好奇地問她：「當時，妳真認為會見到他嗎？」她充滿自信地回答：「由於我太想見到他，所以，根本沒想到他可能會不見我。」

以社會一般常識（現在意識）判斷為不可能的事，只要由衷期盼（潛在意識），有時也會一反常態成為極其可能。相反的，相信為絕對可能的事，如果過分重視一般常識（現在意識）單方面的判斷，有時反會變為不可能。

使目標和慾望能徹底達成，是潛在意識的功能。如果忘記這個原理，只靠現在意識判斷而付諸行動，有時原本可能的事都變為不可能。

## ●絕對不可能

目標和慾望，如果和本人的實力相差太遠，那麼，不論如何地努力也是不可能的。

例如：紅極一時的電視公司的某名製作人，即是因為自視過高而糟蹋自己的一生。

他認為既然政府為鼓勵國片而模仿美國金像獎，製作金馬獎，那麼何不也效仿代表通俗音樂最高榮譽的葛萊美獎，製作本國的葛萊美獎。於是他便開始企劃，甚至還組成籌備委員會，並向親友及熟人招募資金。結果，他的計畫失敗，不僅失去親友的信賴，連他的行蹤都沒人知道。

其失敗的原因，是由於居心不良，想藉設立國內的葛萊美獎，以達其執國內音樂界牛耳的野心。他這種意圖太過於明顯，才導致漸漸失去協助者，而終至失敗的後果。

慾望和目標的確是屬於個人行為的性質，但是，如果那些慾望和目標太暴露自己的名譽、權力和金錢慾，慾望和目標就無法達成。在實現慾望和目標的過程中，難免會伴隨著名與利，可是，至少慾望和目標必須給人為公眾性、社會性支柱的深明大義印象。

我們不像魯賓遜獨自生活在絕海孤島上，而是社會的一分子，不可輕忘我們必須依靠眾人協助生活。任何慾望和目標並非靠一己的力量、發揮潛在意識功能就能順利達成，需要以潛在意識影響四周圍的人，藉由他們的協助，才能如願以償。

只要是為一己私利的目標和慾望，不管計畫多麼巧妙周詳，就算在隱瞞下進行，終遭失敗，絕對無法成功，這就是潛在意識的自律作用。

## 念整術——整理意念，就可歸納入夢

### ●心整理的奇蹟

若只拘泥於眼前的小目標，便無法看清真正的慾望和目標，發揮不了自己原有的實力。眼前所見的閃爍世界是現在意識所支配，無論工作、交際、遊戲全屬於醒覺的世界，而我們難免受現在意識的新皮質，和社會常識所束縛，因此看不見事物的本質。

我們很容易受美麗的容貌、巧言令色、甜蜜的利益、毫無保證的空頭支票等所蒙蔽。以現代方式而言，像資訊化社會、時髦流行、感覺時代、電腦時代、自動化時代等，都是虛有其表、華麗的言詞，使人很快陶醉其中，而不想看清其所隱藏的本質。

至於心術的整理，即是不受新皮質的現象所迷惑，冷靜地注視自己的內心深處，整理心術以探知自己真正尋求的慾望、目標。這一切都在潛在意識中可尋。

常說心聲和原則不同，即是我們在日常生活中，工作和交遊時都是以原則為中心，而心聲則經常藏在後面，可是這心聲才是潛在意識，要尋自己真正的本質。

被喻為日本經營之神的松下幸之助，並非生來就是經營天才。年輕時，他曾患肺結核，由於長時期躺在病床上，使他有充分思考的時間。他回憶過去因為好勝心強，總是埋頭鑾幹的情形，突然靈光一閃，發現一項事實。

一個人的力量有限，不管自己如何勤奮努力，如果缺少他人的協助，所得的成就可說微乎其微。即使自以為有所成就，那也是得自於別人力量所致。得助於他人而獲得成就的發現，成為日後松下幸之助的基本經營理論。

因此，自己心術的整理，單指自己的慾望和目標。有時自己置身的狀態和社會的架構，都必須一探它的本質。

## ●身、心的整理

國際知名的西班牙歌星胡立歐，曾是位前途被看好的足球員，然而一場嚴重的車禍，粉碎他成為足球明星的美夢。腳傷使他無法繼續踢球，對他而言，失去足球等於失去生命。

胡立歐躺在病床的時期，心情十分黯然。他的人生原充滿對足球的期望，如今卻感到前途一片黑暗，此時，收音機所飄送的音樂，是他唯一的慰藉。

時間一週、二週、一個月的流逝，胡立歐漸漸痊癒，不知不覺中音樂在他心中的份量也同時增加。

「音樂！對，我還有音樂，而且它不必像足球般需要激烈的運動。從此，我要透過旋律，帶給人們歡樂。」

雖然如此，走向歌星的路，卻不是坦途。他曾參加一項國際性音樂比賽，不幸遭到淘汰。

但是，他並未氣餒，反而更加努力鍛鍊歌藝，希望自己的歌聲能達到感動人心的目的。

只要多方整理自己頭、身體、心所具備的條件，周遭的環境、以及所欲求的願望、夢想，自然能明白人生的方向和前進的方法，才能毫無迷惘，全力以赴。

## ●夢有優先順序

我們有很多慾望和夢想，如果任由這些慾望和夢想雜亂、不明確，即使想盡方法發揮念術功能，也無法獲得成功。

所以，首先需將所有的夢想和慾望，依自己想實現的優先順序做成一張表，然後，按照表上的排列先後，逐一完成。

這種列表方式叫「筆覺行法」，只要明白寫出第一××、第二××、第三×××……即能將之深植於潛在意識中。倘若慾望和夢想排列不當，即使潛在意識的力量再強，也會因本身作用混亂，而無法確實發揮應有的能力。

慾望和夢想最低限度需要一百個左右。如超過，表示這個人具有強烈的慾望和夢想。慾望和夢想愈強，愈能增加念力的作用，也可提高潛在意識的功能。

書中曾提及單靠頭腦思考，是無法產生更大的效益，必須寫出，才能刺激潛在意識，使之活性化。

## ●錯誤的優先順序導致失敗

順序的優先排列，並非能隨心所欲。必須充分整理環境、能力及興趣，再下決斷，避免遭受失敗，但大部分人都過分高估自己的能力。

例如，某歌星的遭遇可作為印證。他原是某歌舞團的台柱，頗有名氣。因此，他便離團另立門戶，以為可闖出一番事業，可是卻一事無成。當他想再回歌舞團時，為時已晚，歌舞團也沒落了。

歌舞團的表演是屬團體性質，由於名氣愈來愈大，團裏漸漸意見分歧，而導致解散的後果。團員忽略團隊的相乘作用，誤以為團的成就是靠自己的能力。這種驕傲自大的心態，正是使歌舞團解散的因素。因此，優先順序的排列，必須深入分析、整理，要有正確的期望，以免招致更大失敗。

## 念和術——產生平衡的力量

### ●保持平衡為要

欲達成願望，最重要是保持現在意識、潛在意識、意念三者合一的平衡。如果三者為一的平衡遭破壞，將使經由整理、分析、判斷所得的慾望、目標失去遵循的方向，而無法如願以償。

那麼，如何才能保持平衡？

首先應使願望、夢想形象化，然後，將這個形象納入潛在意識內，再靠念術想像「已完成」。

活躍於藝術界的某版畫家，他同時也是小說家、電影製作人，具有多項才能。當他仍是個無名小卒時，一直想像自己的版畫受到全世界肯定的情形，而終日埋首於版畫的製作。

不久，他所製作的版畫果真得到人們的讚賞，打響國際名聲之後，又興起當作家的念頭，所以，又在意念中想像自己獲獎、躋身於文學家之列的情景。日後所寫的《獻給愛琴海》一書，為他奪得一面獎牌。

《獻給愛琴海》大為暢銷之後，他產生將它改編成電影的慾望。可是，他對拍攝電影完全是個門外漢，於是除收集電影資料外，每天實施念術，不斷想像自己當導演時的影像。結果獲得很多人的贊助，而順利拍下「獻給愛琴海」和「在窗外的羅馬」兩片。這正是現在意識、潛在意識和意念三者合一的威力，完成版畫家→小說家→導演三種事業。

若現在意識和潛在意識完全形成一體化，再加上意念，即可從「現在」的自己謀得大幅度突破。

強烈保持這三者合一平衡，先是達成一個目標，然後會很快產生第二個，這種不斷開發新目標，很快達成的情形，正是最理想的人生。

## ●製造平衡力的食物

「吃」是人類維持生命力不可或缺的行為。但是，如果進食的方法（咀嚼、吃的順序等）和食物選擇錯誤，反而有害身體，使身體內部的機能弱化，體力衰退，嚴重者甚至奪去生命。

一般人以為鱉、大蒜、薤菜、山芋等食品具有增強精力的功效，然而，每個人的體質不同，適合甲的食物不見得適合乙，食用失當，甚至會造成反效果，因此，絕不可道聽塗說，隨意食用。

最適合自己現在身體狀況和體質的用餐方式，即是仔細記錄整個星期的飲食狀況。首先記錄從起床至晚上入睡為止的這段時間內，所吃、所喝的東西及份量。並記錄覺得身體狀況十分良好的顛峰時，前一天或前二天的飲食內容及份量。如此，可得知什麼樣的食品及飲料、份量，能使身體達到尖峰狀態。

有位馬拉松女選手，原本患有貧血症，身體狀況並不十分良好，於是她請教醫生適合自己的食物，依指示多攝取自己體內所缺乏的鈣、維他命A、鰻魚乾。結果不僅回復健康，原本瘦弱的體型也日漸豐盈、臉色紅潤、充滿前所未有的活力，體力和速度也增強許多。

由此可見適當的飲食，其所含的食物能量可轉化為身體的效能。

但絕不可千篇一律採取同一進食法，必須選擇適合自己現在身體狀況和體質的食品，以免破壞飲食的均衡，無法攝取足夠的營養，削弱潛在意識功能的活力。

## ●產生平衡威力的呼吸法

對人類而言，「呼吸」是維持生命的要素，呼吸的基本方法，即是「深深呼氣」，把積存體內之毒素及無用的二氧化碳，藉由呼氣完全排出體外，淨化體內以提高正面的能。

公司的董事長或經理，常大聲咆哮，都是和呼氣有關。發出大的聲音、唱歌、唸經、吟詩等，對於呼吸法改變非常有效。

有些虔誠的佛教徒，每天早晚都要誦讀經文，從不間斷，因此，即使年紀很大，仍然活力充沛。

也就是說，天天做腹式呼吸法，或以腹式發聲法的人，經常是充滿氣力、精神飽滿。

「一吐為快。」

古人認為，如果心裏有話不說出，有損健康。因為凡事隱忍不語，積壓日久的結果，腐敗沈澱體內容易產生有害物質，因此，必須依賴大聲吶喊和深呼吸法，以清除腹中屯積廢物，即是使腹腦功能活性化的要訣。

## ●製作平衡威力的性能

拿破崙・希爾的「致富十三要件」中，曾提及全世界成功者的共同要點之一，即是將性能轉變為事業能。

性能是人類重要本能之一，但是，若受眼前性開放作風污染，荒淫放蕩的結果是消耗過多的性能，而削弱自己意念的能力。

古云「自古英雄難過美人關」，一味耽溺溫柔鄉而耗費過多精力的英雄，成就大多只限於一世，後代很快會走向窮途末路。唯有把被人認為好色般強烈的慾望，朝向自己的目標，才能成為獲得最終勝利的真正英雄。

性能表現人的活力和荷爾蒙活動的能量。而「念術」最大的轉捩點即是把性能浪費在一時歡愉中，抑或是將其轉化為達成目標的能量。

## 念心術——心中純粹的意念可激勵自我

### ●「正直道」產生奇蹟

我們社會是靠「心聲和原則」營運。但若所有的人都必須過著心聲的生活，世界未免變得太過枯燥乏味。

然而，要是完全過著只有原則的生活，不久，便喪失真正的自我和自己的心聲，而茫然無措。

所謂「正直道」，並不是指謊話，而是吐露心聲。即是心裏想說實話，便坦率地表示出內心真實感受；想撒謊時，便撒謊，誠實地依心靈的指示而快樂生活著。

某插畫家直到二十九歲，仍在藝專學繪畫藝術。後來由於發現朝日、太陽、海等自己的主題色，而確立插畫在藝術範疇的地位。

這位插畫家只是誠實尋求自己心靈上的需求。不久，他有幸能見到某繪畫大師，求教得知心靈、宇宙、幽浮（UFO）等，於是他的畫風才發展成四度空間的繪畫風格。

他能隨心所欲改變畫風，常將自己和所相見的人融合，受其影響而改變。這是非常罕見的模式，原因是這位插畫家擁有坦率的個性、純粹的感受性以及豐富的情感，才樹立有別於他人的特殊風格。

正直道即是順從自己坦率、純真的心，而貫徹心無所慾。但是，無慾並不是像被割除額葉的病患般存在，應如「大慾通無慾」的人一般，不為眼前的利害得失所迷惑，才會擁有更大的人生慾望。

## ●要成為主角

深受年輕人歡迎的某評論家曾說：

「不管遭遇到什麼困難，都要成為自己人生的主人翁。」

他的論調引起青年很大的迴響。然而，他的人生觀卻是由痛苦生活中體驗而來。當時不論在工作、求學都不如意，連女友也棄他而去，受到這多重打擊後，他領悟出：

「我要有屬於自己的生活方式。」

「我要盡力而為、貫徹始終，假如仍無法達成，就此一了百了。」

對整個社會、公司、組織而言，個人不過是個小配角，而在自己的人生中，卻是主角。可是，一般人都有種強烈的傾向，如果在組織裏是屬於配角，連帶也誤以為自己在人生的地位同樣是配角。如此一來，即使有再強的慾望，長期處於依賴他人為生的情況下，也很難達成自己的願望。

以自己為人生的主角而活，我們可從過去某議員的奮鬥過程得到印證。當他任輪船公司董事長的父親過世後，由於家道沒落，必須自立更生，再加上對學校考試制度深感厭惡，便輟學一年。從此一面作畫，一面到處流浪，並思考未來該走的路。

考上大學後，用功之餘，他也從事創作。處女作還獲得讀者廣大的迴響。「邁向自己堅信的道路」作為他人生的目標，從此之後，便按這個原則而活。年僅三十歲的他已是家戲院的董事；三十五歲時投入議員選舉，也如願以償。

回顧這位議員的奮鬥，可明顯看出，無論在人生的那一階段，莫不是以自己為主角的原則生活。即使遇到並非自己所願、或是別人強迫的事，一旦答應之後，依然搖身一變成為主角。

由他的言行看來，發現他那豪爽又簡明的個性，正是他魅力所在。

### ●自我完全操縱法

操縱自我身心、任意演出人生的角色、隨心所欲地過活，也是念心術重要法則之一。

某名演員是少見非常重視隱私權、不喜歡公開私生活的演員之一。他認為既然立志從事演藝工作，就要以演員作為終身職業。身為演員內涵固然重要，肢體的表現也同樣重要，於是經常將戲裏的道具帶回家練習。

不只是在戲裏的演技，連私生活上也貫徹以自我為主角的信念。為不辜負觀眾們的期望，不論出外景或外出時，始終以自己為主角的身份出現。

某名理工博士也常隨心所欲、我行我素，只做自己的主人，而不受他人左右。因此，他的生活充實又多彩多姿。

占星術、大提琴、芭蕾舞、構思術、應考突破法等無不在行，令人十分羨慕。筆者有次和他一同參加演講，得以相處一段時間，當他聽我談起瑜伽種種，也開始熱衷瑜伽。

所謂「貪多嚼不爛」，這種涉獵甚廣的作風，實有本末倒置的危險，很容易導致雙雙落空的結果。所幸這位博士能將生活安排得當，控制自如，反而使人生更充滿樂趣。

## ●好人＝老實人？

人的潛在意識，並無判斷善惡的能力，只在現在意識的新皮質裏才有判斷善惡的作用。這點，我們可從毫無辨別善惡能力的動物看出。

我們周圍「好人」很多，他們個性溫和善良、行動乾脆，待人接物都十分懇切，容易廣結人緣。但如果說這些人都是老實人，那也未必盡然。

正如沙特在《魔鬼和上帝》中所表現，為善有時會使人們墮落。而為惡，只要動機純正，態度誠懇，反而使人充滿活力。

這也提醒我們，並不是任何人只要描繪心中的意念來施行念術，就會有成就。必須是出自內心真正的意念，若只是假面意識或勉強的慾望，由於缺乏純粹性，無法達成心願。

使潛在意識活性化，純粹屬於動物性的慾望，既非善惡的判斷或評價，也不是道理或理論。由此可見，潛在意識是位於有動物腦之稱的舊皮質內，而現在意識是在被喻為人類腦的新皮質中。

因此，切勿將現在的價值評斷帶入意念中，最重要的是將慾望化為純粹的本能，而擁有思想純正、誠懇正直的心。

## 念定術——夢想盡可能簡明化

### ●發揮驚人威力的限期法

即使有明確的目標、美夢和慾望，如果沒有確切限定達成的日期，容易產生懈怠或輕言放棄。

最明顯的例子，即是當展覽會場貼出「只剩下最後×天」的告示時，結果觀眾蜂擁而至。可見明白限定「只剩×天」即可發揮意料外的效果。限定日期、目標明確化之後，人的意識會集中於突發猛進上，使行動具充實感、精神純粹化、這時潛在意識的功能也充滿活力。

日本某化粧品公司的董事長，早年曾當過縫衣機的推銷員，雖然他的業績始終保持在前面，但卻不因此滿足，原來他有更遠大的目標。

「我不願以縫衣機的推銷員終此一生。長此以往，會削弱我往上爬的決心，而一輩子庸庸碌碌，更遑論實現夢想。好吧！在五年之後，我要拓展出一條新的光明大道。為此，我要在這一年內，取得領先業績、獨佔鰲頭。」

按照預定一年的期限內，果真保持領先的工作績效，他便趁勝追擊，向外尋找新的出路，最後在化粧品業，找到自己的目標。

剛開始，全公司上下只有三個人，他不斷以「只剩×天」的預定日期來敦促自己。日以繼夜，努力從事商品的開發和猛烈促銷活動。為使產品更容易銷售，美麗的包裝是必須的，於是他聘請著名的設計師，設計新穎典雅的外包裝，從此一帆風順。

不斷求新、求進步的結果，使他們的化粧品公司得以成長為年銷一百億日圓的大企業。

## ●今日的念定術

人一覺醒來時，潛在意識仍飄浮而活動。現在意識和潛在意識並非醒來就立刻交替活動，是如擦身而過般，緩慢交替而成。因此，一天的念定術，在早晨醒來的時刻施行最為有效。

醒來之後，先坐在床上，按時間表一一追蹤一天的行動（到晚上就寢前的一切活動），並且具體確切念定今天將和那些人見面、談話的內容、當時的神情、採何種行動等。剛開始時，會因不習慣而無法徹底施行，容易耗費較長的時間，甚至想像不出具體的印象，習慣之後，僅僅三十秒便可順利達成。

## ●明日的念定術

入睡前，躺在床上，明白而具體念定明天的預訂行動，並深植潛在意識中。

從一醒來開始一切活動，包括和那些人會面、談話的應對內容、如何行動，以及當時自己和對方的服裝、表情，甚至於餐食、飲料等，一概在念定之內。

既是棒球明星又是名教練的〇〇表示，每至比賽前一晚臨睡前，必定想著隔天對戰球隊的成員輪廓，以及每一隻球的進攻方法之後，才肯入睡。

王貞治還是球員時也是如此，他在研究過將出戰的對方投手球路後，晚上就寢前，念定對方投球技巧的缺失及如何打擊等，準備周全後才入睡。

## ●一生的念定術

每個人對自己的人生和未來，都有他獨特的想法。在三十年前，小孩們都以博士或是醫生，作為他們未來人生的目標。可是，現在的小孩也許會希望成為飛行員或是記者。

到高中、大學時，便開始這麼計畫：二十幾歲入一流公司；三十幾歲事業有成，組織美滿的家庭；到四十多歲全心致力於子女的教育；五十來歲計畫退休後的生活；六十歲，就要享受悠閒自在的晚年生活。

但是，這類虛無、迷惘的人生計畫，無法使意念充分發揮，必須有更明顯的映像及確切的藍圖。

譬如希望三十多歲成家，買棟理想的房子，若能再改為較具體的期限，三十三或三十四歲，同時還要在心中描繪房子的所在地、形式、顏色、內部的格局、裝潢設計、院子的寬度、甚至臥房內床單花色、牆壁的顏色等。

目標愈明確，愈能使潛在意識的作用集中。反之，目標愈廣泛、模糊不清，愈會分散潛在意識作用，效果不彰。

如果各位逃避現實，認為未來十年、二十年、五十年以後的發展難以預料，不願認真考慮。就必須知道人生念定術的基本，即是明白且具體描繪到五十歲前自己的人生目標，以及目標達成時的情景。

# 念術——如願以償的架勢

## ●一天三分鐘念術改變一生

實施念術，無須特定的場所和時間。任何人可隨時隨地施行：公車上、中午休息時間、碼頭上、上洗手間時、入睡前等，選擇自己喜歡的時間、地點，只要一天抽出三分鐘，作深呼吸，屏息靜止，隔絕外界的噪音三分鐘，進入意念世界即可。

例如：公車站與站之間的距離大約二到三分鐘，二站則需四至六分鐘左右，養成一上車便閉目屏息，排除雜念，進入意念境地。等習慣後，以二站作為施術的時區。

剛開始，會受四周的雜音干擾，無法靜下心。但是，只要每天三分鐘，不斷堅持下去，自然能達到念術一進行，四周雜音便全部消失的境界，念力自會比以前提升數倍。

## ●確實施術的心態

由於每個人的個性、背景、興趣都不同，所以，最重要的是，造成自己最易實施念術的狀態。

某廣播電台的主持人，他的辦公桌經常堆滿書籍和資料，但依然能自在寫稿、查閱所需的資料。他表示，埋首堆積如山的書堆中，最能穩定心情，不僅頭腦清晰，思路暢通，更可提高集中力。

作家尤其有這種傾向，別人看來雜亂不堪的房間，卻是他們最能靜心思考、觸發靈感之地，倘若將房間打掃乾淨，反而失去創作力。

不過，也有厭惡髒亂、生性潔癖的人。必須把房間整理得窗明几淨，才能工作。有些人得邊聽音樂，要緊的是不可聽搖滾樂般吵鬧的音樂，應選具穩定狀態和氣氛的樂曲。

## ●意念再加強的反常睡眠時

快入睡前三十分鐘左右，是意念最強的時刻，在這時，把自己的慾望、目標、夢想深植於潛在意識內，使強烈的形象映像化，這就所謂反常睡眠。

人並非一上床就能立刻入睡。當我們躺在床上，睡眠波（休息波）會由腳尖慢慢傳遍全身，等達到大腦時，才能入睡。

腳冷而睡不著，這是因為屬於睡眠起點的腳太冷，睡眠波難以傳遞，不容易進入睡眠狀態。

一個人的睡眠波（休息波）之所以會先經由腳尖開始傳遞，主要是這部分呈現溶化流失而還原為自然狀態，即是大腦意識停留在模糊不明，不知自己四肢和軀體處於何處，完全失去對外界刺激感覺的狀態。

在此狀態下，大腦新皮質（現在意識）幾乎失去對身體的影響力，而潛在意識才剛開始發生作用，這也正是潛在意識的一天中最有活力的時候。所以，將自己的慾望、目標和希望具體深植其中，潛在意識可充分發揮而產生不可思議的力量。

### ●行臥念術（可靜靜躺著施術）

冥想的作用是使新皮質的功能安眠，再靠舊皮質提高潛在意識。為進入這冥想狀態中，最重要的是使全身肌肉、細胞和血液作用減緩，身心要陶醉於放鬆的氣氛中。

清醒時，我們受現在意識影響，必須面對各種慾望。這種情形，不妨以下面的比喻說明：

將一根胡蘿蔔吊在竹竿的頂端，再將它拿到馬前，馬眼見胡蘿蔔在前，想咬卻怎麼努力都無法辦到。

我們跟這情況一樣，愈焦急，愈難達成願望，由於容易受兩力論（矛盾）支配而感左右為難，除非能把身心的焦慮徹底解放出來，否則會不斷削弱潛在意識的功能。

這時，躺下、鬆弛全身，雙掌向上，以自然方式微張嘴唇，緩慢做深呼吸，然後把意識慢慢從鬆弛的全身中按順序由腳尖、腳踝、腿、腰、胸、肩、兩臂、脖子、頭抽走，並一面告訴身體每一部位「放鬆力量」，才會順利完成。經過三分鐘左右，直到全身無力後，才開始實施念術。

進入念術的時間是自由的，最理想是不受時間控制，一直做到自己的心充滿威力，具真實感為止。

## ●行走念術（邊走邊鍛鍊身體）

有位馬拉松選手表示，跑步時，心無雜念、對四周的景物，只不過以舊皮質在感覺上欣賞而已。跑累時，就一味地念著終點。

馬拉松的效用能使血液年輕化、加粗冠狀動脈、強化心臟的功能，培養耐力及維持力等。另一種效用即是在固定時間（以三十分鐘為宜）持續跑步，不久，跑步本身就成為目的，而掙脫現在意識的支配。

首先，做十五分鐘的暖身運動，以使肌肉的溫度升高到極點，這時，血液要集中至腹部丹田處。剛起跑後，全身的溫度急速升高，再跑二十分左右，體內的溫度提高到頂點，在此刻進入念術。

身體的溫度升到最高點，主要是活力達顛峰之後，變成和疲勞格鬥，因而削弱現在意識的影響力，漸漸顯現出屬於動物本能的潛在意識。

開始跑馬拉松前，必須明白決定自己念術的目標，避免施行念術之後，才發現毫無目的可施行，而徒增疲勞。

對人類而言，「走路」是所有行動的基本。約一百萬年前，人類祖先由四腳走路，進化成靠兩隻腳，自此雙腿步行成為區別人類和其他動物的特徵。

我們將「走路」視為理所當然，卻不知道走路姿態的良好與否，甚至可影響一個人的一生。其中之一是腳的第一趾（拇趾）。

根據中醫學，此處有一經穴稱為膽經，與肝臟和頭腦功能有相當密切的關連。如果腳拇趾的肌肉無力，將連帶使體力衰退、肝功能減弱，腦部作用會遲鈍。因此，走路時應多在此處用力。

不妨嘗試將全身重量移到拇趾跑步，將會發現動作立刻變得敏捷，而且無論工作或課業都可順利進行。若以拇趾用力的方式行走，身體也會感覺活動自如，頭腦的功用，尤其舊皮質的作用活性化。而舊皮質活性化，意味著潛在意識活性化，意念也相對的提高。

## ●自作戲劇

從左右腦論不難證實，聲音或圖形的印象比文字更能給予潛在意識強烈影響。因此，與其以文章描繪自己目標的藍圖，不如將自己的夢想、盼望、目標，製作成一齣自編、自導、自演的戲，更能加強念術的效果。

某鐵路大王，便是自我製作戲劇的名人之一。他將自己的目標、意圖映像化、圖形化，並與部屬討論，使員工能掌握明確的目標，而傾全力完成。

製作自己未來戲劇，既無需資本，更不用其他演員。只要靠自己一人的力量便已足夠。更大的優點是戲劇的製作過程中，能磨練我們的創造力和想像力，也能客觀而具體地掌握自己的目標和慾望。

## ●提高意念效果的各種因素

如音樂、顏色、光線、味道、時間和地方等，都是提高念術效果不可或缺的條件。充分熟練實施念術之後，便能進入「滅卻心頭，火自涼」的境界。

然而，未充分熟練、習慣之前，雖然有意進入，但現在意識對形諸於外的各種影響會敏感反應，使得念術很難迅速施行。這是由於人類的長久歷史中，體內的荷爾蒙分泌早已形成只適合白天活動的結構。

人類的生理構造是白晝分泌大量活動性荷爾蒙，而在半夜十二點左右分泌旺盛休息荷爾蒙。

念術實施的目的是暫時抑制活動性荷爾蒙作用，即現在意識功能，以便發揮潛在意識的功能。所以，需要相當的準備工作才能習慣。

顏色應選具穩定性的紫色系統；並選擇寧靜而扣人心弦的古典音樂或輕音樂；燈光以類似黃昏時的柔和照明最為理想；味道不可選刺激性，必須具淡淡幽香；至於時間和地點，都以能穩定情緒為選擇條件。

例如：利用中午休息時間的董事長會客室實施念術，如果窗外的吵雜聲，不時會穿牆而入或時常有人進出，那就無法集中施術。

## ●成功的意念映像法

經常旅遊世界各地的人，可實施念術，想像下次旅遊的目的地及暢遊其中的情景。

我們遇到「快樂的事」就心情開朗舒暢，這和遠足、運動會前，孩子們的心情並無兩樣。不管男女，約會的前晚，心中都會計畫隔天的穿著打扮，並快樂想像兩人見面時的表情、談話內容，以及當時的一舉一動……。快樂的情景不斷浮現，這時，會漸漸遠離現在意識而進入潛在意識世界，宛如做了場美夢，內心十分甜蜜滿足，睡得更加香甜。

翌日，由於一夜好睡，身心都感到舒暢輕快、精神奕奕，好像踏在雲端般。即使平日熟悉的景物，也如掠過彩虹般光彩絢爛，臉上自然湧出發自內心的微笑，連平常擦肩而過的鄰人，也會與你輕快打招呼，使你倍感親切。

如此，以快樂、明朗的心情實施念術，想像生活愉悅的情景，自己也會變得活潑開朗，產生眾星拱月的現象。這是獲得成功，必須具備的重要條件之一。

如果心中抱持想利用他人達成目的，或將自己的權力建立在犧牲他人之上的想法，或許施術可如願以償，但是，那只是短暫的成功，終必走向失敗之途。

歷史上許多窮途末路的英雄或當權者，他們開始時，純粹為別人的幸福著想而有所作為，等達到目的獲得權力後，立刻變成只重私慾的權力者，人格也有了一百八十度的轉變，所做所為只想維護既得利益、地位，因此，才導致悲慘的結局。這都是因為他們的意念為權力私慾所蒙蔽，只為自己的權力、慾望，即使犧牲他人，亦在所不惜所致。

小孩看鬼怪、幽靈等恐怖的電影或電視節目，晚上容易做惡夢，這和侵佔公司財產的人或犯罪者，大多為長期失眠所苦，道理相同。若在此精神狀態下，實施念術，反而適得其反，容易導入失敗之途。

## ●提高念力的視覺行法

這和未來電影戲劇有關連。如對畫圖有興趣或善於繪畫者，不妨將自己目標、慾望畫成漫畫、或插圖，亦不失為有效方法。

某女漫畫家年輕時，嚮往花都巴黎的景緻，尤其對巴黎的宮廷社交十分心儀，盼望自己能身置其中。後來，她將心中的意念畫成一部描繪十九世紀巴黎宮廷事蹟的「凡爾賽玫瑰」，結果大受歡迎，也同時實現她多年來的夢想。

另一位漫畫家，由於憧憬超人的偉大力量，而以漫畫來表現他的想望，於是「Eight Man」成為暢銷的作品。

插圖、漫畫，不僅可將自己的目標、慾望具體化，還能透過此具體映像，影響自己，可謂具有雙重結構的效用。任何事不可能只單向進行，只要努力必定會得到回報。

# 第四章

# 以念術獲致健康

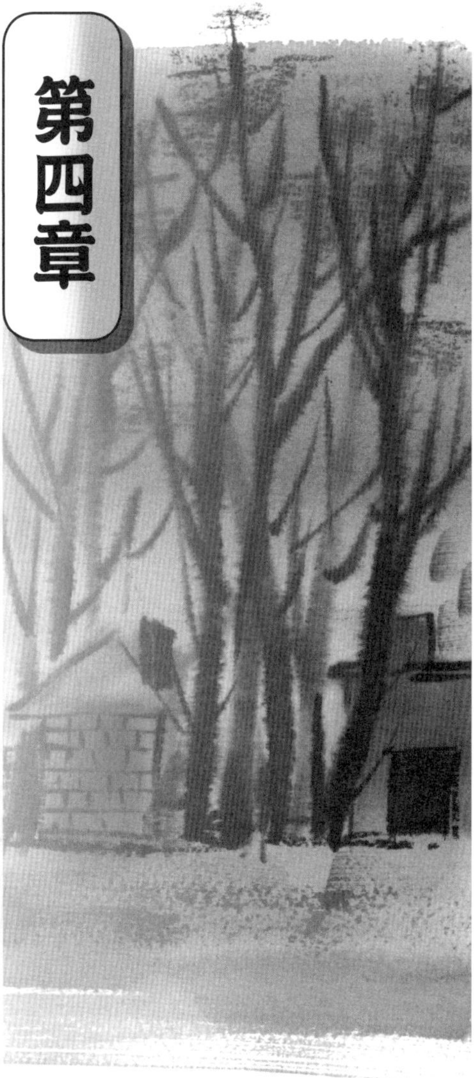

# 念術健康法

「念術」是擁有五千年歷史的瑜伽最深奧一環。

所謂「念術」，就是將自己的願望、愛和希望，以某種法則加以想念。但在想念的行為中，必須發揮「意識」的力量。而且這種「意識」的力量，才是造成奇蹟的關鍵。

下面要說明的，是第二章略談過的「意識」結構及其實體。

我們所最為熟知的，就是稱為「現在意識」的「目前」意識。

「現在意識」可細分如下：

**《現在意識》**

①第一識（顏色的世界）。

②第二識（音色的世界）。

③第三識（嗅覺的世界）。

④第四識（味覺的世界）。

⑤第五識（觸覺的世界）。

⑥第六識（自己「目前」的心理表現）＝Consciousness。

接著要介紹的是「潛在意識」。

「潛在意識」可細分如下：

**《潛在意識》**

⑦第七識（稱為末那識，是以迷走神經為中心的意識作用）。

＝Mana Consciousness

⑧第八識（稱為阿賴耶識，是以交感神經為中心而活動的意識作用）。

＝Alaya Consciousness

這兩種就是一般所說的「潛在意識」。

以上所介紹的，或許各位早已知道。因為有關其功能的實例，以佛洛伊德為首的近代心理學家們，早已為它們下了定論。然而，瑜伽卻主張在「潛在意識」之上，還有一種更重要的意識存在，那就是：

⑨第九識（庵摩羅識）＝稱為Amala Consciousness。

瑜伽認為在人類內心深處具有真正的力量，亦即相信，有可和宇宙創造能源形成一體之宇宙能源的中心體存在。

以上所介紹的九種，就是我們人類的「意識」。

或許有些讀者會認為：「只要能夠自由操縱最重要的第九識庵摩羅識，人就無所不能。」

這種想法是十分正確的。但問題是如何才能自由操縱第九識呢？

為探知自由操縱第九識的奧秘，曾有無數萬個修行者犧牲自己的生命。

一般所謂的仙人、修行者、超人和超能力者等，夢寐以求的不外乎是這第九識。於是人人努力以赴，除了坐在瀑布下讓水沖、口唸咒文以外，並潛心修行和冥想，想學會獲得「查克拉•昆達利尼」（Kundalini，靈量）這種瑜伽超能力的絕技，以及使第九識開花結果。

不過，能使第九識開花結果並自由操縱的人，畢竟只有少數幾個人而已。這些人包括：釋迦牟尼、耶穌、穆罕默德，以及喜馬拉雅山上幾位神聖的長老。

不過，我們大可不必達到如此崇高的境界，使成為靈魂之器的身體保持健康，徹底治癒「目前」正在煩惱的病痛和急、慢性病症，使自己擁有「完全健康的身體」，就算達成了第一目標。

無論如何，獲致健康是最為重要的。使你消除「目前」令你感到不快的症狀，並讓你擁有「完全健康的身體」，這就是本書的目的。

因此，在你腦中應有如前所述的「意識」結構。如此一來，在實踐本書所介紹的健康法時，才會產生奇蹟。

以下將作更具體的說明。

首先，假設你有要「獲致健康」的強烈願望。

接著，你應學習的是，第三章的「達成願望威力升級法」。

## 第一、念向術

它可提供要朝何種的「健康體」努力的方向。例如：自氣喘病的宿疾中掙脫出來；使自己從此不再咳嗽；疾病很快的不藥而癒。

此念向術務必要學會。

第二、念慾術

這是整治心中慾望的方法，亦即自我慾望的整理。

例如：氣喘病治癒後，要更努力、更用功，而且更勤快地工作等。亦即要標明目的。

第三、念整術

接著，必須好好地整理自己每天的生活。

正如本書所作的說明，要自己決定何時實踐有關飲食、呼吸、姿勢、生活態度和體操等的方法。

例如：在用餐前一個小時，要做那一種體操，或將自己預定實踐的項目，好好地加以整理，並歸納於一天的計畫中。

第四、念和術

有無確實遵守注意事項中的飲食法呢？是否遵從指示施行呼吸法？必須隨時查核自己有無依照要點去實行，以及修行時的意識型態是否正確等。

此外，還應該查核各方面是否保持協調。

所謂「念和術」，就是求得和諧的意思。它必須和休息、飲食、意識等都取得均衡時，才能產生最佳的效果。

## 第五、念心術

這是指心的狀態。

你在做體操時，是否做得心不甘、情不願？如果你總是說些不平、不滿和不信任的話，例如：「這麼難的姿勢怎麼做嘛！」「這麼做真的有效嗎？」往往會喪失做體操的效果。

此外，心中感到不安時，也不會產生效果。

因此，在做體操時，不管是否能擺出最標準的姿勢，都應該「快樂、輕鬆」地做，並且要專心去進行。

事實上，關於本書所介紹的姿勢，能否做得完美並不重要，只要儘量做到接近標準姿勢就行了。當身體擺出這種姿勢時，全身都會受到刺激。

最重要的是必須擁有「愉快」的心情，以「快樂」、「高興」的心情去做體操，這就是念心術。

## 第六、念定術

這是具體而明確地（如數字）提出自己所追求和希望的事，也就是決定焦點。

如果是「氣喘病」，便想著：「不管是早上或晚上，連一次都不再發作！」

如果是「減肥」方面，要想著：「我現在是八十六公斤，我要減到六十五公斤為止。」

就像這樣，要具體地提出目標。缺乏明確的目標，會使得效果減半。

這就是和瑜伽健康法最大的不同點。

## 第七、念術

這項目應依照各姿勢所指示的「念語」，在腦中想像實況而進行。

在本書中有關於念術的指示，務必切實施行。

## 對任何人都有效果的念術

現在，依序說明直到「念術」階段為止的七個項目。你必須依照此順序，切實地去做。

或許有些讀者會有下列的想法：「我無法具體地依照此順序去做！」「希望你能教我較有效果的方法。」「我的身體相當僵硬，根本無法擺出這種姿勢！」

對於這些人，還有一種極有效的方法。既可以不擺姿勢，也不必依照指示用餐或呼吸。即是：

一天三次（最好是在早上、中午和睡覺之前各花一分鐘），依照念語的指示進行念術。

每天這樣進行三分鐘念術，必定可產生效果。

正如前面所說的，藉著這種念術可使人的意識開始起作用。

所以，本書也可說是為「沒有時間的人」、「懶惰的人」、「身體僵硬的人」、「臥病在床的人」和「不喜歡運動的人」而寫。

即使你完全不擺出姿勢，也一樣會有效果。因此，這是任何人都可利用的方法，也是任何人都做得到的簡單方法。

如果你每天肯花五分鐘以上的時間，切實地擺出姿勢學習念術的人，效果將會更大。

## ●任何人都可進行的瑜伽

任何年紀的人都可練瑜伽，別以為過了五十歲就不能練。其實，年紀再大的人也不妨試試看。

初習瑜伽時，不需要特別的準備，為使各位獲致更大的效果，下面說明幾點必須注意的事項：

### 〈場　所〉

找個通風良好的房間，最好鋪著一條薄地毯。練習前務必打開窗戶，讓新鮮空氣進來。

〈服　裝〉

練瑜伽時，必須穿著不束縛身體，並可讓手腳自由活動的輕便服裝。此外，要打赤腳，不必穿鞋。

〈時　間〉

空腹時練效果最好，因此，最好是在早上剛起床時，或晚上睡覺前兩個小時練瑜伽。剛吃過飯、肚子飽脹時，不可練瑜伽。要在洗澡後練瑜伽時，必須洗好一小時後再練。

此外，練瑜伽時的心態也很重要，應該以愉快的心情去練。無論姿勢是否已達理想的境界，與其很痛苦地勉強去做，不如想像成功時的情景，快樂地去練習，如此效果才會加倍。

此外，正在住院療養，以及身患重病的人，必須和醫生商量自己能否練瑜伽。且隨著症狀的種類而異，有些姿勢是不適合做的，必須特別注意。

## ●必須每天練習

在瑜伽的修行法中，最重要的是「緩慢的動作」和「深呼吸」，必須依照正確的指導法練習。如果持續擺出錯誤的姿勢，身體將因承受過重的力量，而導致不良的結果，這一點必須特別注意。

下面說明學習正確瑜伽修行法的注意事項。

〈**不要勉強**〉

關於瑜伽的姿勢，只要儘量做到接近完美的程度，便可產生效果。因此，各位應以正確的姿勢來練習。

在做「金字塔型的姿勢」時，不必忍痛勉強將腳伸直，更沒有必要不停地練習，直到達成理想的境界為止。自己能做到什麼程度，就做到什麼程度。剛開始時，應考慮自己的體能狀況，日後才可逐漸加強。

此外，最重要的是必須每天練習。建議各位不妨在家中找個搭檔，無論是夫妻、兄弟、朋友或兒女都可以，兩人相互鼓勵並互別苗頭，如此才能體會每天練習的樂趣。

〈**慢慢地做**〉

在做姿勢時，動作要緩慢，以便讓全身感覺出緊張與遲緩的節奏。假設在做

「倒立的姿勢」時，腳很快地放下，或者屏息後突然呼氣，效果都會減半。因此，必須遵守做姿勢的緩慢節奏。

〈注意呼吸〉

瑜伽中的每一種姿勢，都充分考慮到呼吸的問題。其原因是吸氣——呼氣（或吸——停——呼）的反覆，可導引出身體緊張與遲緩的節奏。而且，在練瑜伽時，要經常意識到呼吸，不要使出無謂的力氣，這一點最重要。

〈集中意識〉

必須經常集中意識。尤其是在完成姿勢時，全身的意識應集中於一點，如此心無旁騖才能產生效果。

## ●呼吸的控制

根據瑜伽的說法，人類必須吸收宇宙的生命素，才能生存下去。這種生命素稱為「普拉那」，人類必須由空氣、光、土、水、食物等來攝取它，然後才能獲得生命力。其中最重要的是呼吸空氣的方法。

雖然，呼吸只不過是將空氣送入肺臟中的連續動作而已，但瑜伽卻顯示出在這單純的運動中，具有足以改造人格的神秘力量。

在瑜伽五千年的歷史中，僅呼吸法一項，就已列出四百四十種方法，其最基本的方式，分別為胸式呼吸法、腹式呼吸法和完全呼吸法三種。

只要學會這些呼吸法，便可改善內臟和內分泌等的機能，而且也可控制精神狀態。

〈胸式呼吸〉

1. 肋骨向左右大大地擴張，由兩鼻孔深深地吸氣。（七秒）

2. 使空氣充滿於肋骨間，接著，以逐漸壓縮肋骨的感覺，慢慢地呼氣。（十秒）

〈腹式呼吸〉

1. 以腹部用力地呼氣，使腹壁凹入。

2. 使橫膈膜收縮、下降，接著深深地吸一口氣，直到空氣充滿下腹部為止。（七秒）

3. 最後，讓橫膈膜鬆弛，使它一面往上推，一面凹入腹壁，然後呼氣。（七

秒）

〈**完全呼吸**〉

1.呼出所有的空氣，接著以腹部、胸部、肩部的順序，慢慢地吸氣。（八秒）

2.稍微呼氣以鬆弛上半身的力量，接著做「肯巴克」（屏息）。（十六秒）

3.依照腹部、胸部、肩部的順序慢慢地呼氣，直到完全呼出為止。（八秒）

自然呼吸是指我們平常在無意識之下所做的呼吸。瑜伽一向重視深呼吸，由各呼吸法上的時間指示不難看出，在心中讀秒而呼氣的時間，要比吸氣的時間長，這非常重要。

## ●瑜伽的飲食法

下面說明，有利於健康與美容的瑜伽飲食法。

瑜伽重視「少食、少睡、多學、多動」，最大的禁忌是「暴飲暴食」。尤其是在不運動的情況下，攝取多餘的食物，如此一來，除增加內臟的負擔外，也會使睡眠時間拉長，身體因此更容易感到疲倦而提不起勁。

「食物」是我們體內最重要的血液來源，因此，我們必須重視每一餐。為維護健康的身體，我們必須注意下列幾點：

・有規律地進食，而且份量適當。

・充分咀嚼並慢慢地吃。

・心情平靜地用餐。當心中感到苦惱、悲哀或憤怒時，最好不要進食。

・不吃過冷或過熱的食物。這些食物會給予胃部強烈的刺激，使胃變弱。

・主要攝取植物性的食品。在每天的菜單中，最好以植物性食品和動物性食品三比一的比例來調配菜色。至於油脂類，則應以大豆油、橄欖油、棉籽油和麻油等為主。

・儘量避免吃甜食。像白糖、清涼飲料、麵包、糖果等，都會污染血液。

・多吃天然食品。避免吃加工食品，而且應在盛產期時吃這些天然食品。

# 生活中的健康法

## 一、起床——心情愉快地醒來

**念術**

在腦中描繪一覺醒來，踢開被立即做事的朝氣蓬勃情景。

剛睡醒時的身體狀態，肌肉鬆弛、腦部功能也降到平常的三分之一或四分之一左右。

我們一天大約睡七～八個小時，在這段時間中，吸進氧氣的功能會降低。因為睡眠中的人呼吸往往很淺，所以會減少氧氣的吸入量，使腦細胞發生缺氧的現象。

這就是早上起床時，頭腦總處於迷糊狀態的原因之一。另一項原因，是頭骨縫合部鬆弛所造成的。

由於我們睡覺時，頭骨的縫合部會鬆弛，導致腦部功能惡化。欲恢復腦部功能使頭腦清醒，最快、最簡單的方法，就是綁一條頭巾。我每天早上都以毛巾綁在頭上，且必須稍綁緊一些。

這樣一來，頭腦就較容易清醒，而在睡眠中變得鬆弛的身體，也應收縮一下。

剛睡醒時，身體的關節部分，亦即手肘和骨盆會變得鬆弛。我們必須刺激這些身體的重要部位，以便使鬆弛狀態變成緊張狀態。

這時，冷卻是最好的方法。用冷水淋浴，以冷卻關節部分，或用在冷水中浸過的毛巾冷敷，都可使全身充滿緊張感。

至於要向缺氧的腦部輸送充分的氧氣，只要注意呼吸的方法，便可達成此目的。這時，要以呼氣和吸氣各兩秒鐘的速度，持續用力呼吸，交感神經便會受到刺激，很快地將氧氣送到腦部。同時，自律神經也會受到刺激，而使腦部機能活性化。

當腦部機能開始活性化之後，全身的血壓就會升高，完全脫離剛睡醒時的低血壓狀態。應用如前所述的各種方法，可讓你在起床後立即振作起來。

## ●一覺醒來迷迷糊糊時

・以毛巾在頭上綁緊。

・用冷水作淋浴以冷卻延髓後再洗臉。

不喜歡受約束的人，可不必採取任何特定的模式，高興怎麼做就怎麼做。但無論如何，一定要有韻律感。

例如：坐著（站立亦可）活動脖子或雙手，可隨興而做（這稱為本能活命術）。此外，也可在房間中到處走動，雖然活動量小，但總比什麼都不做要好。這可說是本能性的美姿運動。

如果希望早上醒來時，頭腦較為清醒，必須遵守下列幾點：

①不要在深夜吃油膩的食物。

②不在體內殘留能量。

③翌日的目標意識必須清楚。

※　※　※

對不同類型的人而言，早上起床後應做的事也不同。

●怠惰的人

·應在枕邊放一條濕毛巾，一覺醒來就用它來擦臉。

·躺在床上跑馬拉松。

躺在被窩中，以腳拇趾和第二趾用力摩擦。持續做三分鐘，便會產生約走一公里的效果，有助於腦部的清醒。

●過規律生活的人

·利用有定時裝置的錄音機，以便醒來時可聽到莫札特或貝多芬的樂曲。

·在附近散步回家後，做個淋浴會讓身心都覺得爽快。與其說這麼做是在趕走睡意，不如說如此可愉快地度過早餐前的時光。

●鍛鍊牙齒可引起幹勁

別小看早上刷牙這種行為。因為堅固的牙齒會為人們帶來健康，而堅固的牙齒，必須靠天天刷牙來維護。

早上起床就刷牙，這是應從小培養的好習慣，而且絕不可間斷。

據說牙齒咀嚼力較差的人，通常都意志薄弱。由此可知，要培養自制力和幹勁，必須從鍛鍊牙齒做起。

不妨觀察你身邊的人，那些為人溫和、做事很有耐心的人們，大多牙齒十分健康。

研究報告指出，在咀嚼食物時，每一顆牙齒至少要承受五十公斤的重量。牙齒不好的人，不僅無法仔細地咀嚼食物，以品嚐其美味，甚至做事時也不能「咬緊牙根」。

接著，再說明牙刷的注意事項：

・使用狐狸毛製的牙刷。將尖端部分稍微斜向剪掉一些，以便刷到牙齒的每個角落。

## ●刷牙時的念術

・在浴室的鏡子旁邊貼一張大型的照片。

▼想恢復年輕的人：貼自己二十歲左右時的照片。

▼自己所崇拜的人：女性可貼自己所崇拜的女明星照片，男性可貼李小龍或其他你喜愛的男星照片。

看到照片時，應塑造理想的形象（訴諸於潛在意識）一面刷牙。即使是上了年紀或未老先衰的人，只要在一天的開始塑造理想的形象，如此便可使言行之間充滿自信。

・踩竹板或踩小石子（在三十公分見方的盒子裏，裝〇・五～一公分的小石子，然後赤腳踩上去）。

●洗　臉

・鬍子要刮乾淨，準備兩個分別裝有溫水和冷水的臉盆，由溫水開始，交互用來浸臉（各浸兩秒鐘）。反覆三次，在以冷水浸臉後結束。

## 在早餐時獲致健康

早上六點以前起床的人，有吃早餐的必要。但對於睡過頭的人而言，由於必須在短暫的時間內匆匆忙忙地趕去上班、上學，不吃早餐反而較好些。

在目前社會，有不少夜貓子必須在晚間工作，或喜歡在晚上玩樂。一面喝酒一面吃下酒菜，這些食物至少要十個小時才能消化排泄。因此，最好不要吃消夜，若吃了消夜，翌日早上只能喝些維他命C含量豐富的柿茶、含大量維他命E的小麥胚芽湯，或蜂蜜咖啡。

有些人並沒有吃三餐的習慣。他們不喜歡一大清早起床就吃早餐，總是先去跑步或打球，累得滿身大汗之後，才在十點左右吃早餐。

對大多數的現代人而言，都有運動不足又飲食過量的傾向。

早餐少吃一點，午餐吃較豐盛的食物，到了晚餐少吃一些，這才是理想的飲食法。

此外，吃的方法也很重要。吃一口食物之後，應該放下筷子慢慢咀嚼。而且不可只利用一邊的牙齒來咀嚼食物，應均衡地使用左右兩邊的牙齒。

下面說明為何要這麼注重吃的方法，以及吃得太快為何對身體不好。

吃得太快的人，往往會吃下過量的食物。當他們很快地吃下許多食物時，由於必須儘快地將飯、菜和湯全吞進肚子裏，因此呼氣顯得很急促，導致呼吸加快。以這種呼吸法呼吸，神經難免會受到過多的刺激而呈現緊張的狀態，使人焦急難安。

如此一來，集中力便會自然衰退，凡事都無法仔細思考，工作時難以做出正確的判斷。於是周圍的人就會開始疏遠他，本人也充滿不滿的情緒。

此外，許多人喜歡邊看報紙邊吃早餐。吃飯時，身體必須將血液輸送到胃腸、肝臟和心臟去。但由於看報的緣故，一部分的血液必須被輸送到大腦。

由於身體為兼顧消化機能和吸收知識的功能，使得血液必須分散輸送。如此一來，那能好好地消化？

因此，吃飯時最好是聽音樂，或以愉快的心情看電視。而且要仔細地加以咀嚼。

吃飯時仔細地咀嚼，呼吸法會和狼吞虎嚥時完全不同。仔細咀嚼食物時，吸氣和呼氣的時間幾乎同樣長，因此，情緒會較穩定。

以此方式用餐，可造成深思熟慮的個性。

持續以細嚼慢嚥的方式用餐，可消除便秘，味覺也會變得敏銳。此外，飯量還會變小，睡眠時間也縮短了。甚至連胃潰瘍等胃疾也可治療，優點真是不勝枚舉。

我們平日對於用餐方面大多不太重視，大部分的人只是習慣性地依照時間吃早餐、午餐、晚餐，純粹是為了「填飽肚子」。食物是我們的生命，以這種草率的態度用餐，等於是和生命開玩笑。

向人誇耀「我吃飯速度很快」的人，無異是在摧殘自己的生命。無論如何，儘量去體驗細嚼慢嚥所產生的效果。

相信任何人都知道，細嚼慢嚥有助於消化吸收。事實上，慢慢咀嚼還可刺激唾液腺，分泌出唾液腺荷爾蒙（Parotin），這種荷爾蒙具有強化骨骼、軟骨和牙齒等的功能。此外，慢慢咀嚼也可促進位於大腦兩半球之間的松果腺功能，而驚人地提高腦力。

不吃早餐，而午餐吃加倍的份量，是不好的做法。用餐是以完全吸收營養為目的，並不是注重到底吃了多少份量。

## 養成細嚼慢嚥的習慣

・每吃一口就放下筷子慢慢咀嚼。

・經常改用左手吃飯。

使用左手可刺激右邊的大腦，有助於開發創造力而產生構想。由於使用的是較不慣用的那一手，吃飯的速度自然減慢下來。在時間總覺得不夠用的早上，更要改掉危害身體健康的「快吃」習慣。

如果為了美容而在飲食上加以限制，往往會因偏食而喪失營養的均衡。此外，絕不可為了講究良好的用餐氣氛，而忽略咀嚼的重要過程。有些女性認為約會用餐時，口中不停地咀嚼食物是很不禮貌的行為，這是不正確的觀念。

即使平日在家中有良好的咀嚼習慣，若在外用餐時無法遵守，效果也會大打折扣。如果覺得口中不停地咀嚼食物很難為情，不妨少吃一點，或只吃一些容易消化又不必多咀嚼的食物。

## 排便的時間應在早上

以一日三餐的現代飲食生活而言，最理想的排便次數應是一天兩次，只吃兩餐的人則是一天一次。因工作需要而用餐次數多的人，每天的排便次數也應該隨之增加。

只是每天排便還不夠，還必須是健康的排泄。完全無法吸收營養的情形，或斷斷續續地排便，都不能算是正常的狀態。健康的排泄所排出的糞便應該不硬不軟，排便後也能讓身心感覺暢快無比。

健康的排泄，是健康地度過一天生活的起步。不把體內的毒素排出，便無法完成一天的工作。這種說法一點也不誇張，你必須有這種概念。

即使是再忙碌的人，也不可省略排便的時間。由於排便是習慣性的行為，如果在排便時間優先去做其他的事，將會導致便秘，而使體況失調。

有些人三天不排便竟然毫不在乎，這絕不是好現象。我覺得一天排便一次都稍嫌不足，兩、三天不排便，當然是異常的情形。

事實上，眼睛模糊、睡意難消，以及手腳發冷、麻痺等，大多是便秘所導致的結果。此外，頭昏腦脹而有倦怠感，再重要的事也提不起幹勁，這也和便秘有關。

兩天沒有排便，應做些運動並服下一些中藥的瀉藥，務必設法排泄。如果不這麼做，結果將會如何呢？

當體內積存糞便時，便會產生有毒的氣體，而且此毒氣會循環至全身。沒有被排泄的糞便積存久了之後（稱為舊便），再進一步舊化就成為宿便。宿便往往會貼在胃壁、腸壁等處，這種狀態相當可怕。因為積存過多宿便的人，極易罹患癌症。

由此不難了解，每天排泄是多麼重要。遵守「吃入就排出」這簡單的道理，才可獲致健康。一旦忽略排泄的重要性，體況很快便會失常。唯有養成良好排便習慣的人，才會有健康的身體，這點務必銘記在心。

## 自然排泄的要訣

有些便秘的患者到洗手間後，明明有糞便即將排出，卻始終排不出來，最後只好放棄，使得便秘的情形更加嚴重。

碰到這種情形，可用力揉手上的食指和拇指的底部（右手和左手都揉）。因為這部分直通直腸，給予強烈的刺激後，就容易排出積存於直腸的糞便。此外，刺激額頭髮際的方法也很有效，可側著手掌朝額頭髮際擊打。

當然，要治本就必須改善飲食生活。以糙米為主食，比白米好。菜餚方面，應選擇可促進排泄的食物，牛蒡、蒟蒻和韭菜等，都不可或缺。牛蒡含不易消化的菊粉（Inulin），它可刺激腸管或胃壁，即使是附著再牢的糞便，也容易排出。

蒟蒻不僅無法被唾液和胃液消化，而且還可一面吸收不純物，一面保持原狀通向大腸，直到大腸才被消化。因此，它是相當好的糞便清掃食物，且不含卡路里，也很適合節食的人食用。

韭菜中含有臭味的成份，是烯丙基硫醚（allyl sulfide）之類的物質，會刺激腸壁和胃壁而將雜物排出。

大蒜的營養價值很高，患有失眠症和食慾不振的人，大可食用。

巧妙地混合牛蒡、蒟蒻和韭菜加以烹煮，連同主食一起細嚼慢嚥，對便秘有很大的好處。

此外，在日常生活中做全身運動，也十分具有效果。因為運動可以大量流汗，改善新陳代謝，而使內臟的機能活潑化。

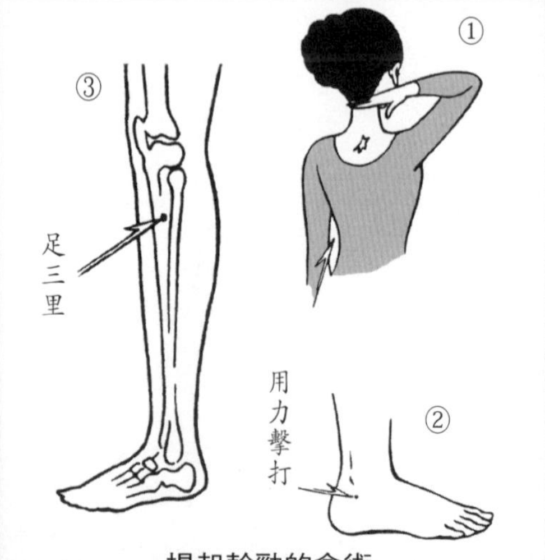

提起幹勁的念術

〈可提起幹勁的念術〉

①側著手掌，用力擊打頭後凹處左右四公分的部位（稱為天柱）。要用雙手左右交互打十下，每天進行五～十次。擊打時，應放鬆全身的力量。

②側著手掌，用力擊打腳踝中央下端一公分的凹處。先嘟起嘴唇慢慢呼氣，接著用力擊打十下。反覆做兩次。

③刺激「足三里」的部位。一面慢慢呼氣，一面用力按此處六秒鐘。接著換腳再按，並反覆做幾次。

凡是因工作關係而患有心因性頭痛或神經衰弱的人，都不妨嘗試看看。

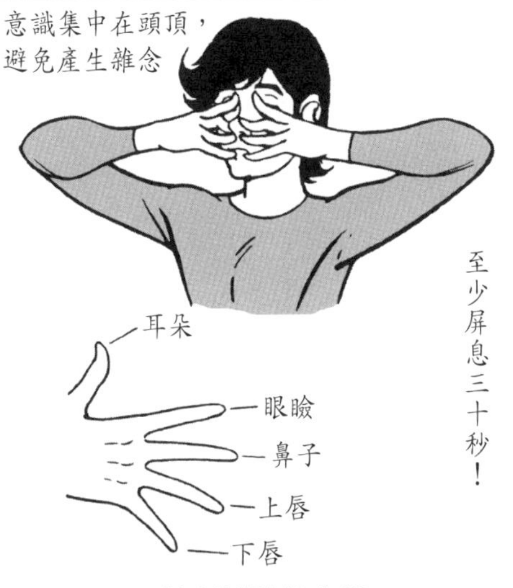

意識集中在頭頂，避免產生雜念
至少屏息三十秒！
耳朵
眼瞼
鼻子
上唇
下唇

控制精神的念術

〈控制精神的念術〉

①伸直脊椎骨。

②作深呼吸，鬆弛括約肌。

③以雙手的拇指塞住兩耳朵，食指按在眼瞼上，中指塞住鼻孔，無名指和小指分別按住上、下嘴唇，至少屏息三十秒。

最重要的是，意識要集中在頭頂部，避免產生雜念。每次做三分鐘，一天要做幾次都可以。

## 二、走路——使身體健康的走路法

念術

在腦中想像自己快步由家中走到車站，再由車站走到公司的姿態，以及上下樓梯和在街上走的姿態。

對於大多數公司的女職員，每天早上在尖峰時段趕著上班，實在很辛苦。

事實上，我們可將在尖峰時段上班，視為一種訓練，這究竟是苦是樂，端看你的想法而定。

雙腳不夠強健的人，無論是上下樓梯或上下公車，都會覺得痛苦。肺臟衰弱的人在擁擠公車中，往往會因混濁的空氣而導致缺氧，到公司後就覺得頭昏腦脹，以致無法順利完成當天的工作。

人體是由六三九條肌肉，和由這些肌肉所操縱的二〇八塊骨骼所形成，其中，腳部是由七塊腳骨所形成的。

在走路和跑步時，必須以腳骨支撐體重。因此，前進時重心放在腳的何處，成為重要的問題。

腳承受體重的正確比例，是腳跟五、拇趾二、其他四趾三，然後再將重心放在腳掌心。這就是走路的正確基本姿勢，以這種姿態走路，本身就是一種健康法，因此每天上班時是最好的訓練。

即使身體健康的人，如果既不常走路也不大做運動，各種能力都將會相對地衰退。不過，這並不表示只要走路就行了。如果行走的方法不當，不僅無法改善頭腦的機能，反而會導致不健康的狀態。

人們常談起走路方法和姿勢的問題。彎腰駝背、兩肩下垂的人，通常是個性內向、心事多，且毫無氣力。他們走路的方法有很大的問題，幾乎都是靠第三、四、五趾（小趾）用力行走。

像這樣靠腳趾外側用力走路，臀部肌肉會呈現鬆弛的狀態，使脊椎深受影響。於是行走時就容易彎腰駝背，使姿勢愈來愈不良。

如果將力氣用在小趾上，不僅姿勢不良，還可能罹患痔瘡。看痔瘡患者所穿的鞋子，可發現靠近小趾一側的鞋底磨損得特別嚴重。如此一來，愈常行走將使痔瘡愈惡化。

因此，走路時應在腳拇趾用力，並將重心放在腳掌心。這是正確的基本走路方法，希望各位切實實行。

認識走路的重要性，是施行走路健康法的第一要件。不過，有些人的腳掌心並不明顯，稱為扁平足。這類人大多身體容易疲勞，缺乏持久力。這種小毛病當然不致於對生命構成威脅，但對身體健康總有所影響，應該予以改善。

改善扁平足的方法，即是將踩竹板健康法引入日常生活中，或做踩圓木棍的運動。只要有耐心不斷地做，必定可形成拱狀的腳掌心。

另一件很重要的事，是走路時的呼吸法。

行走時，務必採正確的姿勢，並且呼氣和吸氣都要配合走路的速度。只要姿勢端正，呼吸有規律，頭腦就會逐漸清晰。

**●彎腰走路的人**

無論男性或女性，有許多人慣於彎腰走路。他們應採取下列的呼吸法：

・收縮下巴、挺起胸膛，下腹部的丹田用力而行走。

・呼吸法：儘量凹下腹部呼氣，接著深吸一口氣。呼氣和吸氣各進行四秒鐘。

**●駝背走路的人**

駝著背走路的人最不講理，而且往往交不到朋友，是屬於孤獨寂寞型的人。

・放鬆肩膀，使肩膀自然地形成水平，且儘量採取挺出腹部行走的姿勢。

・呼吸法：將眼瞇成一條線，慢慢地呼氣（五秒），然後深吸氣（四秒）。

●**走路沒有朝氣的人**

走路步伐很小，眼睛的焦點不定，顯得沒有朝氣的人，多半無精打采，不易受感動，凡事漠不關心、不感興趣。

・為消耗積存於體內的能量，必須做劇烈的運動或斷食。

・無論是呼吸法或對身體的刺激都要有所改變，洗冷水澡和跑馬拉松等，都可矯正如前所述的毛病。

●**聳肩走路的人**

這類型的人大多意志薄弱。他們所採取的是肩式呼吸，經常聳起肩膀深深吸氣，再垂下肩膀，由鼻子和嘴巴大大地呼氣，這種呼吸方式是可以矯正的。

也就是說，可矯正為「自然呼吸」。呼氣四秒鐘和吸氣三秒鐘的節奏，相當具有效果。

●**正確的走路方法**

①稍微收縮下巴，眼睛注視前方。

②在下腹部的丹田用力。

③在腳拇趾用力，並使第二趾到第五趾均分力量。

④重心放在腳掌心上，以輕快的步調走路。

以這種姿勢走路的人，呼吸非常緩慢，但吸氣和呼氣都很有力，顯得自信十足。而且這種人全身充滿享受人生樂趣的積極個性和態度。

由於人們每天都必須走路，因此，要經常採取正確的走路方法。

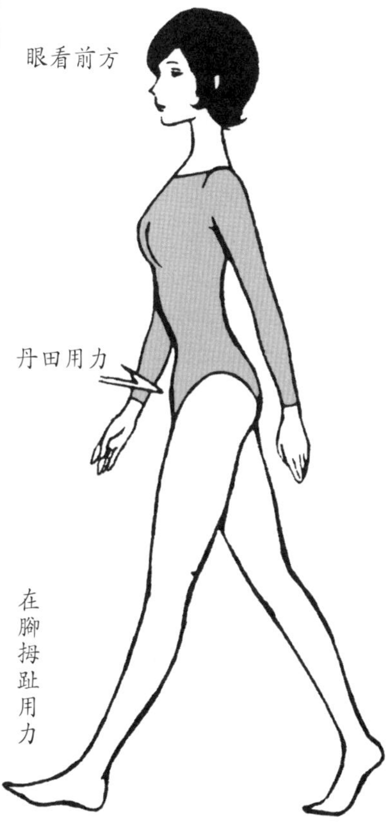


正確的走路方法

## ●在車內的站立方法與視力訓練法

上班族為了維護健康，不妨利用搭公車的時候多站一會兒。

「搖晃」的公車，正是培養平衡感的最好機會。訓練方法是配合公車的「搖晃」，將身體的重心慢慢地朝前後左右移動。只要能如此有節奏且自由自在地移動重心，身體就會變得敏捷。

此外，在公車中也可訓練視力。如果車廂的廣告很有趣，你不妨仔細地看。例如：當你看到一則很吸引你的廣告時，應睜大眼睛去看並深深地吸一口氣，接著，在看車廂廣告的期間，必須屏息。

等你集中注意力看完之後，要暫時閉起眼睛冥想，然後再轉動眼珠看看你左右兩邊的乘客。最後，看看車窗外的遠景和自己的鼻尖。也就是儘量讓眼珠上下左右轉動，如此對視力的改善極具效果。

## ●五根手指的角色與能力開發法

五根手指分別扮演著不同的角色，不斷地刺激它們，可增強人的各種能力。

拇指可增強運動能力和知覺能力，並使判斷力敏銳。

食指可使視神經和聽覺神經發達，使感覺敏銳。

中指可對後腦部和頸椎骨起作用，使反射神經敏銳。

無名指可強化心臟、大動脈，以及下半身。

小指和頸部、胸部神經、生殖器的機能有關，可增強氣力和精力。

只要刻意使這些手指發揮它們的功能，就可控制自己，並大大地提高工作效率。你認為自己最缺乏的是什麼能力呢？如果已獲致答案，就應該多刻意使用這根手指。

在實行時，兩手的手指都應加以訓練。現在，你不妨由拉公車上的吊環，開始進行訓練。

## ●拉吊環時增強能力

①想一想自己想增強什麼能力，然後以可增強此能力的手指拉吊環。只可在手指上用力，肩膀和手臂要放鬆力量。

②只靠這一根手指的力量支撐身體。

③十分鐘後，換另一手的同一根手指拉吊環。

不拉吊環，也可改用握住拉杆和提公事包的方式。

例如：充滿壓抑感、疲勞過度且精力衰退的人，可用小指握住拉杆，彷彿要以小指支撐全身重量般地進行訓練。

此外，手提式公事包，也是很適合用來做練習的工具。

還有一點務必實行的，就是手心朝外提東西的方法。人們在提東西時，通常是以手心朝內的方式提，時間一久，手臂便會感到疲勞。倘若改用手心朝外的方式提，就可消除疲勞。

## ●解決運動不足的方法

①進入火車站的剪票口後，就分下腹部、中肺部和上肺部這三個階段深深地吸氣，接著屏息。

②屏息後一口氣跑到月台。

③如果還可屏息就繼續停止呼吸，等上火車的一瞬間再大大地呼氣。

屏息跑步可強化肺臟，有利流汗作用。對運動不足的上班族而言，這是隨時隨地可運用的最適當方法。例如：可由家中到車站（站牌），或由車站到公司屏息跑步；即使在公司中，也可屏息自一樓跑到三樓，自己找適當的場所付諸施行。

不過，跑步時不可魯莽地撞到別人或踩到別人的腳。做這種訓練的目的，是要使自己的行動更為敏捷，因此，絕不可盲目地跑。只要不妨礙到別人，自己也不覺得過於勉強，就可以儘量找機會屏息而跑。

## ●強化肺臟

深深地吸氣後屏息，接著踏出平常總是後踏出的一腳，將兩階當作一階地跑上樓梯。

・跑上樓後再大大地呼氣。

如果樓梯很長，無法在屏息一次的時間內上樓，應反覆採取此呼吸方式和動作，跑上樓去。

這種做法不僅可強化肺臟，還可預防呼吸器官的疾病、偏頭痛，以及耳鼻喉的毛病，務必要實行。

●防止老化

①先由平常較少先踏出的一腳（大多是左腳），踏出一步，接著再一步步地爬上樓梯，或將兩階當作一階地慢慢爬上去。

②這時的呼吸方式是在伸出腳時，要深深地吸一口氣，然後在腳踏上樓梯時再呼氣。

●使頭腦功能活潑化

當電梯中只有你一人時，可進行這種訓練，或者也可在臥室中進行，以免別人用怪異的眼光看你。

首先，睜大雙眼並張開嘴巴，舌頭儘量伸出，然後，由肚子中發出一聲吼叫，再由正下方將兩耳拉一下。

這是瑜伽中的「獅子姿勢」，除刺激唾液腺荷爾蒙的分泌外，還有返老還童的效

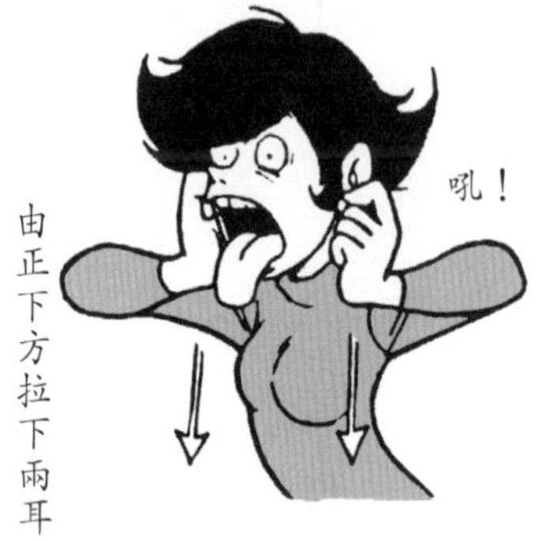

獅子姿勢

用，也兼具使頭腦活潑化和恢復視力，以及消除壓抑感的效果。

## 三、工作、休息——增加集中力

**念術**

在心中想像自己的意識集中於一點，陷入於渾然無我的狀態。

當人集中全力去做「現在」正在進行的工作，因而忘了自己和時間時，必定可發揮出最高的能力。

在日常生活中，與其說大部分的人都缺乏能力，不如說，大多數的人都感到自己「缺乏集中力」。若在工作時也有這種感覺，無法充分發揮自己的能力，以致於抑鬱而終，那未免太悲哀了！

究竟應該怎麼做才能增強集中力？

根據瑜伽的修行法，必須做出合掌樹木的姿勢。這是以雙手合掌、一條腿取得平衡而站立，使精神統一讓能力集中於一點為目的。

以這種姿勢站立，可提高副交感神經的作用，而分泌出丁酸膽鹼，避免注意力散漫，並使腎上腺素無法產生作用。這時，由於橫膈膜壓迫下腹部，並且丹田有力，因此可使人心情穩定，集中力大為增強。

關於頭腦的功能和腳的關係，在此再略作說明。當頭腦的功能遲鈍化，效率也降低時，腳部一定有瘀血。由腳部的種種現象，可看出內臟的情形，因為腳和內臟機能、血液循環有密切的關係。

因此，哲學家和大學者常邊走邊看書，或散步後才看書，這不是沒道理的。

如果腳底發冷或腳的肌肉硬化，便會頭昏腦脹而引起癡呆症。這時，不妨採取瑜伽中橋的姿勢。橋的姿勢可強化雙腳並使血液流通，又由於頭部必須緊貼地板，因此，也可刺激間腦視丘下部。

間腦視丘下部是屬於自律神經系統，它可改善有利於頭腦功能的交感神經作用，而且也可消除大腦皮質新層的疲勞，使頭腦覺得爽快。

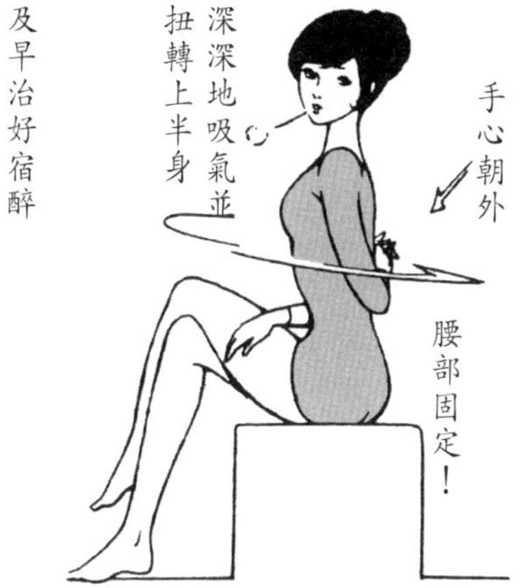


強化內臟法

● 不易感到疲勞的坐法

①坐下時，臀部不要超過椅子的後半部，伸直背肌，重心放在腰部。

②由此姿勢彎曲兩膝並抬高，用雙臂環抱在胸前。

③放下抱住的雙腳。這時兩腳之間所形成的間隔，就是坐下後不易感到疲勞的兩腳間隔。

● 端正姿勢以強化內臟

①坐在椅子上，左腳蹺在右腳上。

②彎曲手肘，左臂繞到背後（手心朝外）。右手放在左腿上，並深深地吸氣。

③一面大大地呼氣，一面上半身向左扭轉。接著，採取自然呼吸的方式，在三

秒鐘之內，不做其他的姿勢。然後，一面吸氣，一面使身體回到正面。

④進行兩次之後換手腳，以同樣的要領向右扭轉身體。

腰部固定，只扭轉上半身。此做法可使肝臟和腎臟的機能活潑化，並且具有治療宿醉的效果。

**●消除眼睛疲勞**

①眼睛朝向正前方，眼球朝右端轉動，靜止六秒鐘。

②使眼球恢復原來的狀態，兩秒鐘之後，再使眼球朝左端轉動，也靜止六秒鐘。

③以此要領上下、右回轉、左回轉地轉動眼球。

④除這種眼睛體操外，要消除眼睛的疲勞，最重要的是應多攝取維他命A、B、D和鈣質。此外，多吃小魚、裙帶菜、紅蘿蔔和牛蒡等，也很有幫助。

**●消除睡意**

①覺得很睏時，可深深地吸氣，然後屏息。

②屏息到無法忍受時，再嘟起嘴巴一口氣呼出。

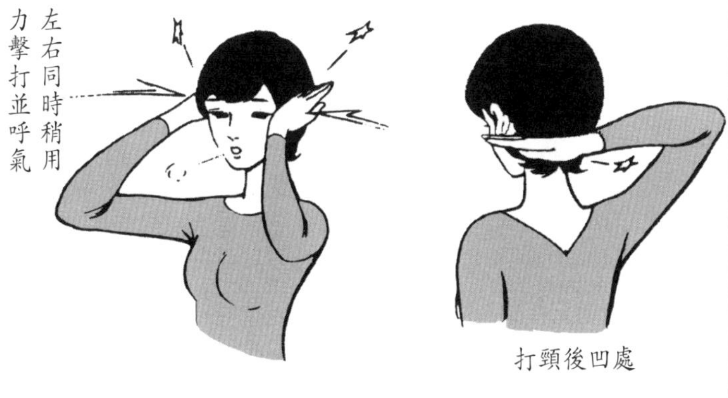


消除睡意法

③在太陽穴附近尋找用手指按壓會感覺痛的部位，接著側著手掌稍用力左右擊打。在擊打的同時，要大口呼氣。擊打十下為一次，共三次。

④側著手掌擊打頸後凹處。呼吸的要領一樣，每打十下為一次，共三次。

## ●利用電話產生各種效果

想要充實生命力的人應使用小指，眼睛疲勞的人應使用食指，飲酒過量而使肝臟疲勞的人，應使用無名指撥號。

這時的要訣是，使用平常較少用的那手的手指。

## ●打電話時應藉機塗鴉

左手拿原子筆（如果是左撇子應用右

手拿筆），在硬紙板上畫上下連續或螺旋狀的線條。習慣後，改寫數字、英文字母和注音符號等。

這時，指尖的刺激會傳達給大腦，右手寫字可開發左腦，左手寫字可開發右腦。

## ●重要的電話要用右耳聽

藉著電話聽取構想或重要事情時，應將聽筒按在右耳。若對方使用許多專門術語，或對方是外國人時，應改用左耳聽。

因為左耳的正上方有個語言中樞，透過左耳聽，可刺激頭腦，增強語言的理解力。當你以左耳聽電話時，右手要塗塗鴉。這麼做，可有效地透過右手腕刺激左大腦的語言中樞。

## ●工作時也要轉換心情

如果心裡想影印是小妹的工作，不應勞動自己去做這麼微不足道的事時，難免會在影印時顯得不情願，因而使胃分泌出腎上腺素循環至全身。

此外，對公司的不滿和對工作的憤慨，也會愈趨強烈，以致回到自己的座位後，完全喪失工作幹勁。

其實，做像影印之類的簡單工作，正是轉換心情的良機。欲使感到疲勞的頭腦稍休息一會兒，應主動去做些影印的工作。

①張開雙腳與肩膀同寬的程度，腳拇趾用力，收縮臀部的肌肉，同時放鬆肩膀上的力量。

②將原稿放在影印機上，一面覆蓋上蓋子，一面深深地吸氣，接著屏息。等影印好後再呼氣。

依照此順序，一直做到影印工作結束為止。

這種呼吸法和做普通工作時的呼吸法完全不同，它可使人轉換心情，並產生新的意願。

## ●消除腳部疲勞的念術

・趁無人時，在人行道或走廊上後退行走。

這時的要訣是在腳掌心用力。在腳掌心用力，平常未被使用的腳背肌肉便會受到刺激，而消除向前走時的腳部疲勞。

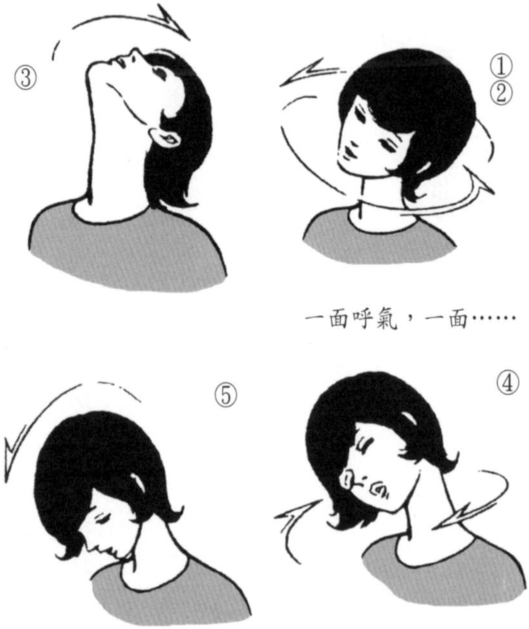


消除頸部疲勞法

## ●消除頸部疲勞的念術

①頭部前傾，一面呼氣一面慢慢向左回轉。

②當頭部轉到後傾的位置時要吸氣，接著再呼氣繼續轉到前方。

③一面慢慢呼氣，一面回到正面的位置。

④以相同的要領使頭部向右回轉。

⑤一面呼氣一面使頭部前傾，下巴貼在胸前，屏息七秒鐘，然後再邊慢

慢吸氣邊抬頭，以恢復原狀。

### ●愉快地喝但不可酗酒

肝臟處理酒精的能力，一小時是一CC，相當於在一公斤的體重中，只處理〇・一公克左右的酒精而已。如果酒喝得過多，使處理不掉的酒精大量剩餘，血液中的酒精濃度自會更加提高。

喝酒時吃些東西，能使胃覺得舒服。

肝臟雖是人體中最大的內臟器官，卻不易出現危險信號，一旦發現情況不對時，往往已相當惡化了。更糟的是，欲使肝病維持現況不再惡化，已十分不容易了，更別提要治癒肝病。為提高警覺，我們唯有平日多鍛鍊肝臟，千萬別做出損害肝臟的事。

〈在吧檯喝酒〉

如果坐在椅子上，使支氣管到脊椎都伸得筆直，並讓血液都集中到骨盆來，那麼，當酒精進入體內時，肝臟分解乙醛的功能便可獲得改善。

到酒吧喝酒時，最好經常利用回轉椅扭動身體，如此不僅可刺激內臟，還可矯正身體不端正的姿勢。

## ●玩牌時用力拿牌

①儘量靠著椅背而坐，一面快速活動腳趾，一面玩牌，如此有助於培養直覺力。當靈感來時，往往可猜出對方的牌。

②拿牌時，一面呼氣一面以手指用力抓取。如此可刺激頭腦，具有開發能力的效果（培養判斷力和透視能力）。

## ●念術呼吸更新法

①收縮下巴，伸直脊椎骨。

②由鼻子深深地吸氣，使腹部鼓起，就此屏息。

③一面屏息，一面玩牌，等無法忍受時再嘟起嘴巴稍呼氣，接著屏息。

④屏息三秒鐘後再呼氣並再屏息，接著再將氣全部呼完。

玩牌時，如果覺得頭腦迷迷糊糊的，不妨嘗試前述的方法。或許可使你產生活力，並為你帶來好運。

## ●習慣在凌晨回家就凌晨再回家

・如果習慣在凌晨一點左右才回家，即使偶爾有機會早點到家，也要維持凌晨一點再回家的習慣。

某中小企業的董事長，每天必定要到凌晨時分才回家。他的家人總以為他有忙不完的工作和推不掉的應酬，其實他大多是四處喝酒玩樂。

這種情況持續了幾年，家人對他愈發地感激和尊敬。因此，為讓自己遵守固定的作息時間，並且避免家人發現自己晚歸的原因，即使早已做完工作，還是應在平常回家的時間回家。

**●不睡覺而能工作時充滿幹勁的念術（單眼休息法）**

①在眼罩內貼上一塊黑布，以隔絕光線。

②等產生睡意，就將此眼罩戴在右眼上，兩、三個小時之後，左眼疲倦了，再將眼罩戴在左眼，繼續用右眼工作或讀書。

這就是一面工作，一面使大腦的半邊休息的方法。

**●在廁所增強精神力法**

①坐在馬桶上，放鬆頸部、肩膀和手臂的力量，在下腹部的丹田用力，伸直

背肌。

②在胸前合掌，一面吸氣，一面以合掌的姿勢將雙手放於頭上。

③眼睛注視正前方，採取一分鐘四～五次的腹式呼吸方式（吸氣時腹部膨脹，呼氣時腹部收縮）。一天做兩次，每次做五分鐘，如此便能產生效果。

即將從事困難的工作時，不妨採取這種呼吸法和姿勢，作心理準備。

## 四、就寢——晚上做緩和的訓練

有些人總是在吃過晚飯後才做訓練。這種做法並非不對，但要特別注意訓練的內容。

如果跑步的距離太長，或反覆進行短距離的跑步，將對神經造成過大的刺激，導致晚上睡不著覺。

有些人總以為只有晚上才能撥出時間訓練自己，這種想法是錯誤的，本書介紹的各種方法，即適合在日常生活中隨時隨地做訓練。當然，也並非從事致使流下滿身大汗的劇烈運動，才算是做訓練。

在此有一個很重要的問題，即如何在每天的生活中活用訓練項目。

例如，晚餐的菜餚特別美味，於是就多吃幾口，使能量大量積存於體內。如此一來，雖然很想在和以往一樣的時間睡覺，但卻難以入眠。

即使勉強就寢，但積存在體內的「能量」卻迫使內臟必須繼續操作，使身體到翌日仍然覺得疲憊。因此，這種「過多的能量」必須加以消耗。

為發洩精力而做訓練是不錯的做法。可是必須避免劇烈的訓練，例如，跳繩就是一種很好的方法。跳繩可消耗極多卡路里，而且是種全身運動，能排出許多汗。採取這種訓練法，你必定可在短時間內消耗能量並熟睡一夜。

但必須注意，並不是任何運動都有益處。如果方法不對，運動甚至會成為不健康的原因。因此，運動前先考慮自己身體的狀況，是非常重要的。

晚上所做的運動，應對入眠有所幫助，不可做過於劇烈的運動，只要原地跳躍或原地跑步即可。

根據許多資料顯示，無論是青年期或壯年期的上班族，幾乎都深感自己體力不足。

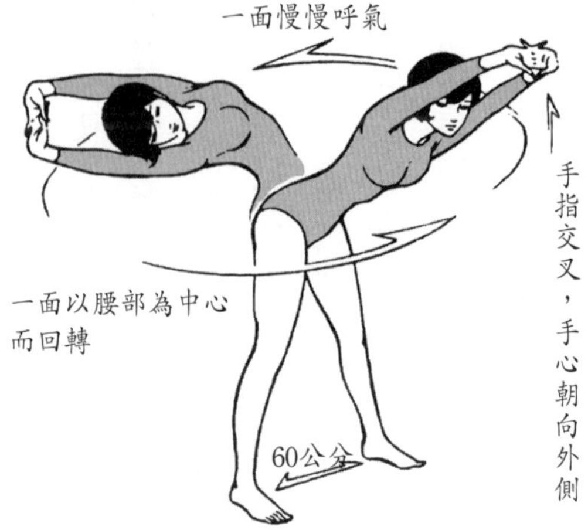
一面慢慢呼氣
手指交叉，手心朝向外側
一面以腰部為中心而回轉
60公分

消除疲勞法

因此，在心血來潮時鍛鍊自己是很好的。自認為經常只有三分鐘熱度的人，更不要一開始就立定大目標，應一步步切實施行。

## ●消除疲勞的念術

①兩腳之間保持六十公分的寬度站立，做深呼吸。

②兩臂往前平舉，和地板保持平行，手指交叉，手心朝向前方外側。

③將交叉的雙手舉到頭上，一面慢慢呼氣，上半身一面往前傾。

④以腰部為中心，自左向右大幅回轉，等回到正面的位置後再吸氣。

⑤自左向右回轉三次後，再以同一要

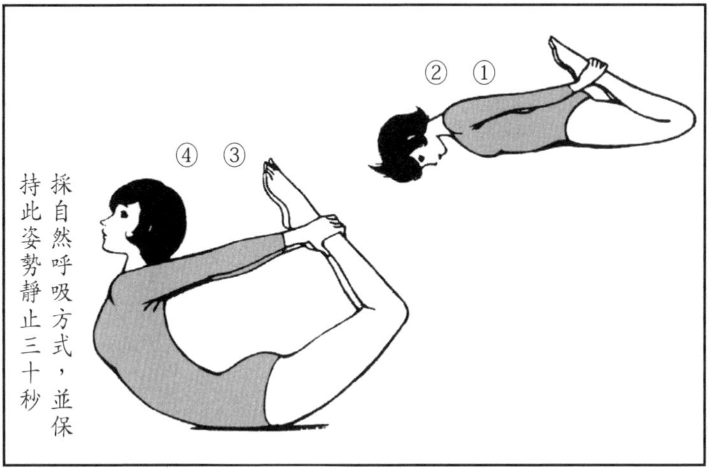
②　①
④　③
採自然呼吸方式，並保持此姿勢靜止三十秒

領自右向左回轉三次，然後恢復原來的姿勢休息一下。

因長時間工作而感到疲勞時，這是很適合進行的運動。

依照此方法進行，能消除肩膀和頸部的痠痛，避免翌日仍然感到疲勞。

## ●消除不快感的念術

①俯臥在床上，額頭緊貼著床。

②彎曲雙膝，由身後抓住兩腳踝。

③胸部以上挺起並吸氣，意識要集中於頸後，採取這種姿勢呼吸一次。

④一面快速呼氣，一面用手拉高雙腳，使身體形成弓狀。保持此姿勢靜止三十秒，並採取自然呼吸的方式。

⑤一面呼氣，一面慢慢恢復原來的姿勢。全部的動作反覆做三次。

**●可使身心安定的念術**

①俯臥在床上，手心放在肩膀下，使兩手肘緊貼腋下。

②吸氣後屏息，保持原來的姿勢，依照頭、頸、胸、腰的順序，慢慢挺起上半身。

③肚臍以下緊貼著床，不斷地屏息，直到覺得不舒服為止，並一直保持挺起上半身的姿勢。

④一面呼氣，一面如一根根放下脊椎骨般，上半身慢慢著地，最後使額頭緊貼床面休息。所有的動作反覆兩次。

## 利用洗澡使身體健康的要訣

對上班族而言，一天中有八～九個小時以上，必須在污染的空氣中做皮膚呼吸。因此，下班回家後的第一件事，便是要洗淨一天的污垢。

浸在溫水中伸直手腳，頓覺一日的疲憊盡消。不過，還有幾個可更巧妙利用的洗澡健康要訣。

首先，我們談談水溫的問題。人體進入注滿三十八度以上熱水的浴缸時，神經會受到刺激，洗冷水澡時，神經也一樣會受到刺激。換言之，洗澡水過熱或過冷，都會使人洗後睡不著覺。所以，有人為清除睡意而洗冷水澡。

一般而言，睡覺之前最好是洗溫水澡。如此不僅可使肌肉鬆弛，還可使人熟睡。如果有時間，做適度的運動以流出汗後再洗澡，對健康更有幫助。

據說，全家人使用同一缸水洗澡，並依照女先男後的順序洗，對男性有很大的好處。因為溶化在洗澡水中年輕女性躍動性的荷爾蒙，可增強男性的活力。但當男女年齡差異極大時，應由年輕者先進去洗。

以我而言，每天都得洗兩次澡。第一次是在早上慢跑七公里後洗的，先以三十二～三十三度的溫水淋浴，洗淨全身的汗。接著，以十～十二、三度的冷水淋浴，由延髓到脊椎骨部分為中心，冷卻全身。充分冷卻後，再進入裝有溫水的浴缸。

以冷水淋浴→溫水（一分鐘）→冷水淋浴→溫水（一分鐘）→冷水淋浴等的順序，反覆洗四次，最後以冷水充分淋浴為結束。如此一來，不僅強化皮膚，連頭頂到腳趾都覺得暢快無比。

第二次洗澡，是在晚上八點鐘左右。目的是希望在洗澡後的五～六個小時，能以最好的狀態活動。其方法和第一次洗澡時一樣，反覆做冷水淋浴和洗溫水澡（一分鐘）四次，最後做完冷水淋浴後，就算完成了。

患有冷虛症或怕冷的人，最好由夏天慢慢地養成習慣，讓身體適應此洗澡方式。如此一來，即使在寒冷的冬天，也可以此方式洗澡。在做「冷水浴」之後的一、兩個小時，最好讓身體赤裸，這是使身體強健的秘訣。

浴缸運動可去除雙腳和腹部贅肉

・去除雙腳的贅肉——在浴缸中伸直雙腳，並做屈伸運動。

・去除腹部的贅肉——雙手放在浴缸兩邊緣，利用水的浮力，以雙手支

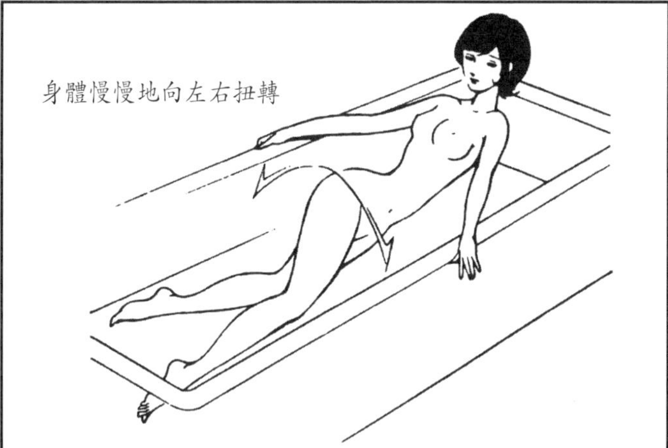


浴缸運動法

撐起身體。由此姿勢慢慢地向左右扭轉身體。

・使腳又長又漂亮——坐在浴缸中儘量伸直雙腳，雙手抓住右腳踝，吸氣並使右腳靠近腹部。一面呼氣，一面使腳往正上方伸直，到幾乎要碰觸臉的程度。以同一要領左右腳輪流做五次。

〈**洗澡的要訣**〉

儘量不要使用長柄刷等洗澡用具，最好以棉質毛巾來洗身體。將毛巾揉成一團抹上香皂，逆著汗毛的方向擦洗。

# 性生活的頂點

**念術**

在腦中想像自己可在性交時獲致最大快感，因而感到喜悅的情景。

現代社會是過度合理化，也過於忙碌的社會，因此，為性而感到困擾的人愈來愈多。

許多上班族都認為自己精力減退或性無能，這種煩惱使他們對工作喪失自信，甚至連在家庭中都深感不滿。

在此，先談談壓抑感的問題。在日常生活中，我們常會受到壓抑感的壓迫，要使這種壓抑感消失，相當不容易。

若勉強忍受壓抑感，將使我們離健康愈來愈遠。這些累積的壓抑感必須設法加以紓解，因此，讓身體做適度的運動非常重要。

以上所說的，是防止老化、保持青春氣息與魅力的秘訣。接著，我們繼續談到性的問題。只要觀念正確，且在精力充沛的狀態下完成房事，必定能增強體力、永保年輕。

即使平常不做運動，只是性交，也能使身心兩面達到理想的狀況。原來，透過性交可相互吸收對方的能量，而將它應用在生活中的各部分。

但正如前面所說，觀念必須正確。如果心想：「在公司裏已經累了一整天，如果回家還要進行房事，豈不是連翌日都會感到疲勞嗎？」這種觀念是相當不正確的。

如果在性交當中，只吸入女性呼出的「毒素」，而未吸收最重要的能量，當然會愈來愈疲倦。這種性交方式不僅會使身體感到疲勞，而且還浪費了精液。以正確的方式進行性交，只會使身體充滿活力，絕不會有疲勞的感覺。

**●念術驚人的能力開發法**

①插入女體時，在雙腳的拇趾用力，並儘量收縮臀部肌肉，雖然意識要集中

在陰莖的尖端，但卻以陰莖根部進行動作。

②這時，腦中要想像當女性達到性高潮時，男性透過陰莖，經由脊髓和廷髓，吸收女性能量的情形。在這期間，必須屏息三十秒到四十秒。

只要在女性達到性高潮時屏息這麼久，性能力便會驚人地提高。

其原因是，女性在達到性高潮之前的「喘氣呼吸」，含有猛烈的毒素，絕不可吸入它。如果吸入它，體內就會充滿邪氣，消滅男性的生命力。男性之所以會在性交後感到十分疲倦，其原因就在此。

雖說「美人窩是英雄塚」，但大多數從事重要工作且精力充沛的人，幾乎都是善於吸收女性能量的人，他們將性交視為可增加自己活力的泉源。

## ●念術精力增加法 1

①立正，一面呼氣，一面逐漸朝左右伸展雙腳。

②到無法再伸展時，用力收縮肛門，並伸直背脊，一面深呼氣，一面讓尾骶骨碰觸地板。

在尚未習慣之前，可用雙手支撐在地板上，以幫助尾骶骨碰觸地板。一天做

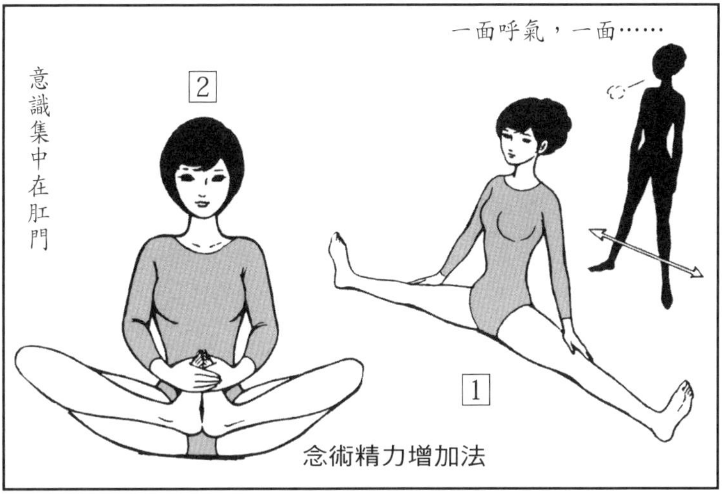

念術精力增加法

十次。

做完這種訓練後，應好好地按摩腳部。相信練習一段日子以後，身體會變得柔軟，雙腳也可大幅朝左右伸展。

**●念術精力增加法2**

①坐在地板上，用雙手抓住兩腳，使兩個腳掌心合在一起。

②由此姿勢用手將腳提起，使腳跟接觸腹部，並儘量保持這種姿勢。

③慢慢恢復原來的姿勢。

做此訓練時，意識應集中在肛門，一天做五回，每回做三次。

對性無能的人而言，做這種訓練也很有效。除可增加精力外，還可使人掙脫出性無能的精神痛苦。

## 如何安然入睡

> **念術**
>
> 腦中想像自己睡得很熟，全身上下無異狀，但卻像死亡般動也不動。

如果上床睡覺時總覺得睡不著，翌日早上起床，一定會顯得毫無精神。因此，愉快地度過睡前的一段時光，相當重要。如果在親子爭吵或夫婦吵架之後，憋了一肚子的氣上床睡覺，必定會睡得很不安穩。

大多數的家庭都使用彈簧床，以健康的觀點來看，這絕不是好現象。這些彈性極佳的彈簧床，睡在上面的確可使人感覺很舒服，但在睡眠中，身體的重量往往會使脊椎骨和腰骨陷入床面，甚至連骨頭都被彎曲。因此，最好還是使用硬床。

此外，太高的枕頭也會使頸部的骨頭彎曲，以致壓迫支氣管使呼吸變得微弱，而在體內產生缺氧的現象。於是，荷爾蒙系統、神經系統和大腦的作用，便會在睡眠中降低許多。

你不妨在一段時間內，改用低枕頭或不用枕頭睡睡看，你將會發現不僅容易入眠，起床時也感覺十分爽快，頭腦也更能發揮其功能。這是因為頸椎得以伸直，所以促進肺的呼吸活動，即使在睡眠中，也可大量供應氧氣給大腦。

此外，晚上最好不要吃消夜。若熬夜看書或工作時，肚子卻餓得咕咕叫，不妨喝些熱飲料。我們的胃大約在吃下食物六小時後，會產生空腹感。

因此，在肚子感到飢餓時喝些稍甜的熱飲料，胃的黏膜便會鬆弛，產生好像已吃過食物的錯覺。

利用這一點，我們可以喝些加蜂蜜的紅茶或湯類，但不可吃太熱的食物。因為太熱或太冷的食物，都會刺激胃而使食慾大增。

因此，晚上睡覺前喝少量溫熱的飲料，是最為理想的做法。

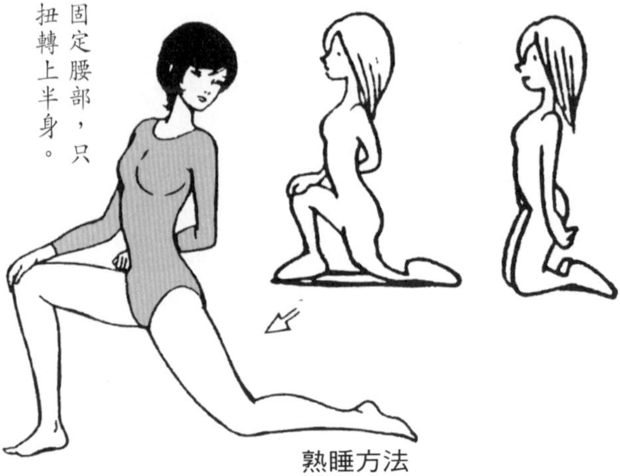

熟睡方法

## ●調整自律神經的熟睡方法

①兩腳併攏而跪，伸直背部。

②右腳向前跨出一步，重心放在前面，左腳在後。

③彎曲左手肘，緊貼背部並吸氣。

④大大地呼氣，上半身向左轉動。靜止三秒鐘，在這期間採取自然呼吸的方式。

⑤一面慢慢地吸氣，一面以相反的順序恢復原來的姿態。

⑥以同樣的方式改向右方扭轉。固定腰部，依照只扭轉上半身的要領，左右各做兩次。

〈**以念術刺激骨盆和脊髓並調整自律神經**〉

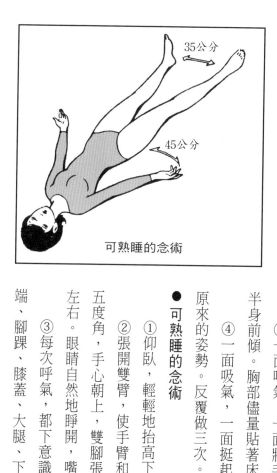

①坐在床上，雙腳儘量張開。

②雙手置於身體前，挺起胸膛，深深地吸氣。

③一面呼氣，一面將手伸向前方，上半身前傾。胸部儘量貼著床。

④一面吸氣，一面挺起上半身，恢復原來的姿勢。反覆做三次。

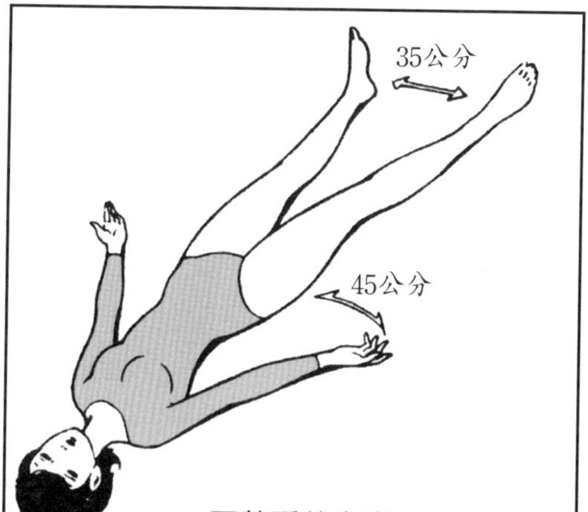


可熟睡的念術

**●可熟睡的念術**

①仰臥，輕輕地抬高下巴。

②張開雙臂，使手臂和身體形成四十五度角，手心朝上，雙腳張開三十五公分左右。眼睛自然地睜開，嘴唇微啟。

③每次呼氣，都下意識地依照腳趾尖端、腳踝、膝蓋、大腿、下腹部、胸部、

肩膀、手臂、頸部、頭部的順序，放鬆全身的力氣。

④以此姿勢深深地吸氣，再儘量慢慢呼氣。此訓練從頭到尾要花三分鐘的時間。

每晚臨睡前都進行這種訓練，必定可因採取此姿勢而安然入睡。

**〈睡相的診斷〉**

・睡覺時總是左右翻身的人，肝臟機能不佳。
・彎曲左腳而睡的人，肺和支氣管都很弱。
・俯臥而睡的人，腎臟的機能不佳。
・弓著身體而睡的人，胃腸弱，略微貧血。
・雙手往頭部上面伸的人，缺乏精力，極易疲倦。

你是屬於那一型的呢？既然已知自己身體上的弱點，應趕緊設法加以強化。

# 第五章

# 使人煥然一新的健康法

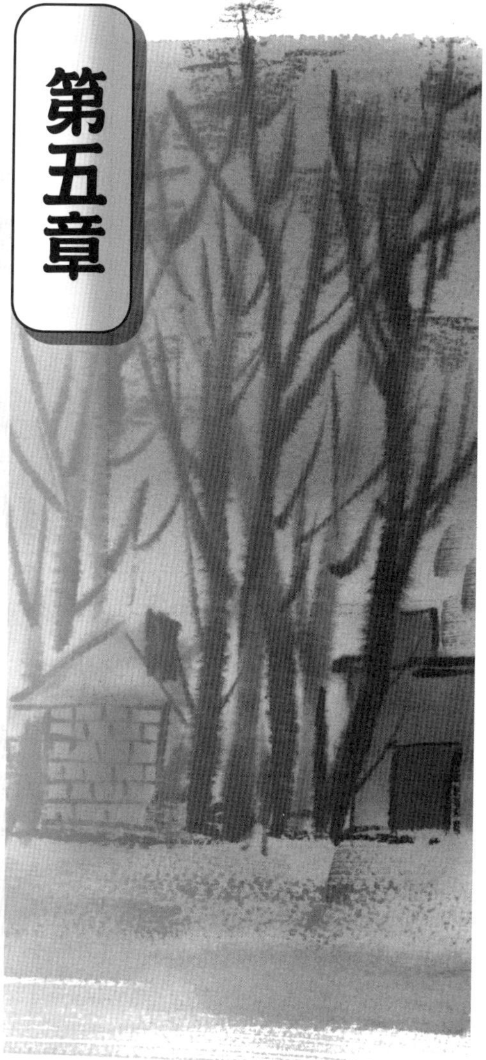

# 便秘可以治癒

念術

腦中想像自己正處於運動狀態中，腸的蠕動很活潑，身體似乎也變輕的情形。

便秘可說是萬病的根源，為避免便秘，日常生活應注意下面幾點：

**1.每天要刻意定時排便**

不管是否有便意，每天早上都要上廁所排便。進入廁所後，要揉拇指和食指的根部，這部位和腸有關，按摩有助於使直腸的蠕動活潑化。因此，在有便意卻排不出糞便時，這種方法可立即產生效果。

按摩的同時，應進行「通便呼吸」，以提高腹壓。「通便呼吸」的方式為反覆進行：《呼氣＝用力收縮腹部　九秒》、《吸氣＝用力並急促　四秒》、《呼氣＝用力收縮腹部　九秒》。

## 2.食用糙米飯

要治療便秘，食物也是非常重要的，例如，食用糙米飯，就可有效地治療便秘。

因為糙米中含有維他命$B_1$、$B_2$、$B_6$，以及據說可排出毒物的植酸鈣鎂酸和可改善頭腦與神經作用的班多生酸、尼古丁酸等有效成分。不過，由於糙米和白米不同，因此必須特別注意仔細咀嚼，而且不可吃得太多。為避免攝取過多的鈣質，食用糙米飯時應撒黑芝麻鹽。

患普通的便秘時，為刺激腸的內壁，使它順利蠕動，只要多吃纖維質含量豐富的蔬菜即可，否則就要食用糙米飯。糙米的整腸作用是蔬菜所無法比擬的，許多人的親身體驗都可證實。

有人在吃過糙米飯後的翌日起，頑固的便秘就此消失。也有長期服用便秘藥的人，改吃糙米飯之後，排泄就順利多了。

## 3.擺出拱型姿勢

一般認為瑜伽中的拱型姿勢，對治療便秘極具效果。

身體儘量向後傾，以便給予腹直肌鞘、升結腸、降結腸、乙狀結腸、迴腸和直腸強烈的刺激，促進排泄機能，治癒便秘。

尤其早上起床後，喝下食鹽水並擺出這種姿勢，效果將會更好。

## 性冷感症的治療

**念術**

在腦中想像自己因達到性高潮，而感到滿足的情形。

雖然有性慾，但性交後卻絲毫沒有快感，這稱為性冷感症，其原因有生理和精神上的兩種。

生理上的原因，包括性器發炎和採取不良姿勢等情形，導致性交時不僅沒有快感，反而產生疼痛，以致於日後儘量避免性行為。

精神上的原因，是對懷孕的不安，以及介意道德觀念等所引起。

欲對性冷感症做根本治療，除要有正確的知識外，也應改善如前所述的各種情形。

瑜伽的「坦特拉瑜伽」，曾在性方面作過探究，至今已有五千年的歷史，這種瑜伽專門研究陰陽和合的。

八字姿勢就是其中之一，其方法是：人直立，右膝放在左膝上，彎腰蹲著，接著再以右手支撐下巴和面頰，左手腕支撐右腳踝，以取得平衡。

即使是病態的性冷感症，只要練成此一招式，便可增強肛門的收縮力，使膣的感覺敏銳。這是很適合年輕女生的方法。

## 痔瘡的治療

痔瘡確實是令人難以啟齒的隱疾。國人患痔瘡的人數非常多，包括病情輕微的患者在內，大約數個人裏面，就有一個曾為痔瘡而煩惱。

痔瘡是肛門周圍的靜脈因血液停滯而造成的。因此，只要改善肛門附近

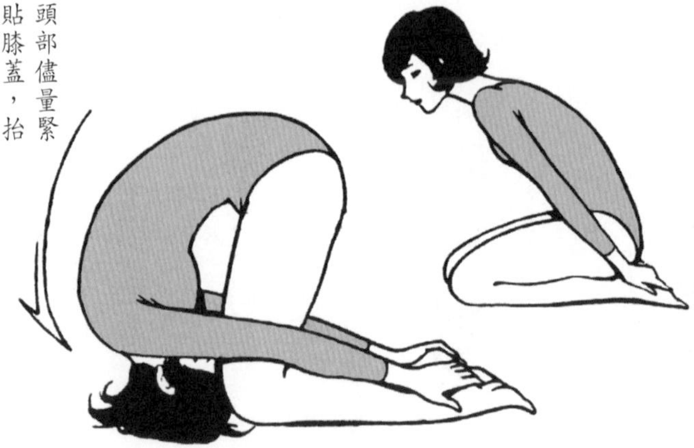


治療痔瘡的訓練

的血流就行了。經常坐著工作的人，偶爾也要活動全身，並儘量多吃生蔬菜、海藻、水果等鹼性食物，以及含有各種維他命的食品。

此外，在日常生活中也要注意一些問題。例如：不要飲食過量，避免給予肛門多餘的負擔，以及心情要放輕鬆等。

〈**治療痔瘡的訓練**〉

①跪坐，伸直背脊。

②用手抓住兩腳的腳踝，一面深深地吸氣，一面使上半身慢慢前傾。

③一面呼氣，一面使上半身更向前傾。

④頭頂著地，並保持此姿勢靜止十五秒鐘，慢慢呼吸。
⑤一面慢慢吸氣，一面恢復①的姿勢。
在做此訓練時，頭部應儘量緊貼膝蓋，並且要抬高腰部。反覆做三次。

## 增強感冒抵抗力的念術

**念術**

腦中想像自己的喉嚨、身體的肌肉，以及全身的關節都處於極佳的狀態，而且身體也強健有力。

任何人都曾感冒過，即使是和疾病再怎麼無緣的人也不例外，由此可知感冒是多麼普遍的病症。因此，我們必須增強對感冒的抵抗力。

在天氣寒冷時，人體的肌肉會收縮而使毛細孔封閉，具有不使體熱散發的功能，以及保溫的作用。

相反的，天氣炎熱時，肌肉會鬆弛而讓毛細孔張開，以便排出水分和發散體熱，發揮保持一定體溫的功能。

但若肌肉硬化，這種作用就會減退。

便秘時，如果有細菌進入，很快便會感冒。

此外，在睡覺時和洗澡後，由於肌肉和毛細孔無法適應外面溫度的變化，因此極易著涼感冒，必須特別注意。

以下所介紹的瑜伽姿勢，可刺激兩處胸椎，並強化內臟的功能。為增強對感冒的抵抗力，除要鍛鍊腹肌以外，也應避免便秘。

**〈增強感冒抵抗力的訓練〉**

①以伏地挺身的姿勢雙手著地，踮起腳尖。

②由此姿勢深深地吸氣，屏息，下巴著地，大幅伸展身體。

③到無法忍受時，一面呼氣，一面恢復剛開始時的姿勢。反覆做三次。

# 不再為偏頭痛而煩惱

**念術**

腦中想像自己處於輕鬆愉快的狀態，頭腦清醒，可接二連三地產生新構想。

據說一般公司中的女職員都有偏頭痛的毛病。偏頭痛最具代表性的症狀，包括頭部一側有沈重感和週期性的疼痛感，以及噁心、眼睛痛、頭昏腦脹、耳鳴等。

當然，隨著發病部位的不同，原因也各不相同，下面舉出幾個例子：

①太陽穴周圍疼痛——是因眼睛、耳朵和鼻子等的感覺神經異常所引起。

②頭部後面疼痛——因勞心或過度疲勞而使精神持續緊張，導致後頸部的肌肉緊張，最後產生頭痛的情形。

③頭的中樞部分疼痛——由於腦血管突然擴張，或血管痙攣收縮所引起的血

管異常情形。

④頭部一側疼痛——大多和生理上的週期有關。其他想得出的原因，包括：腦部缺氧、姿勢不正造成頭蓋骨的下垂、睡眠不足、精神官能症等。

但無論是那一種原因所引起的偏頭痛，都可用瑜伽中的蓮花倒立姿勢立即消除痛苦。因為身體倒立時，流向頭部的血液可消除血液循環不順的現象，而對頸部所造成的壓迫，也可消除頸部肌肉的緊張。

**〈治癒偏頭痛的訓練〉**

①雙手交叉置於地面，頭部頂在雙手之間，以倒立的要領慢慢抬高雙腳。

②伸直全身，和地板形成垂直，雙腳朝向天花板。

③由此姿勢採取瑜伽的結跏趺座姿勢（如果做不到，可採盤膝的姿勢）。

④保持此姿勢，慢慢地呼吸。

⑤無法忍受時，可緩緩地將腳放回地面。如果放得太快，效果會減半。

在飯後兩個小時內，絕對不可做此訓練。

# 消除手腳的麻痺

念術

腦中想像已經消除手指和腳趾的麻痺，而活動自如的姿態。

如果長時間保持同樣的姿勢，使身體轉向一邊或壓迫部分神經時，手腳便會麻痺。但隨著時間的經過，很快就會恢復正常。不過，由於老化作用的影響，往往在毫無理由的情況之下，手腳也會麻痺。

有些上了年紀的人，坐下不久，腳便開始麻痺，久久不能恢復正常。尤其在寒冷的日子，麻痺的情形特別嚴重，但有時只是手指疼痛而已。

當然，麻痺部位不同，其相關的原因也就不同。一般而言，大多是神經末梢血液循環不佳導致缺氧所造成，因此，只要做肌肉運動就可獲得改善。

針對這一點，我們可練習促進血液流通的動作，使手腳不再麻痺。

〈消除手腳麻痺的訓練〉

①以俯臥的姿勢躺下，額頭緊貼地板，兩臂向前方伸直，貼住兩耳，雙腳靠攏，用力收縮肛門，接著，斜向抬起手和頭部。

②雙手合掌，一面吸氣，一面將雙腳抬離地板。

③雙腳用力，使兩腳的拇趾一上一下地相互摩擦。這時應屏息進行，手和腳必須保持相同的高度。

④一面呼氣，一面慢慢恢復剛開始時的姿勢，並放鬆全身的肌肉。

## 消除心悸和氣喘的現象

> **念術**
>
> 必須覺得自己的心臟機能正常，而且以既深沈又緩慢的固定節奏跳動著。

進入中年，令人覺得擔心的病症之一就是心臟病。如果爬樓梯或平常做跑步訓練時，往往氣喘不已，應懷疑是否患了心臟病。

氣喘是指呼吸急促的現象。

在劇烈的運動之後，如果採取一般運動後的普通呼吸法必定受不了，因此呼吸自然會加快。除劇烈的運動後和感情衝動時，會發作的生理性氣喘外，還有一種病態的氣喘。

因此，我們平常應強化心臟的機能。

**〈以氣的姿勢強化心臟〉**

①跪坐，雙膝大幅地向左右張開，穩定腰部，並使兩腳的拇趾相互碰觸。

②張開雙臂，伸直脊椎，將手抬高到頭上，接著，以左手抓著右手肘，右手抓著左手肘。

③以此姿勢深深地吸氣，使空氣脹滿腹部和肺部，然後屏息、挺胸，注視著前方。等到無法忍受時，慢慢地呼氣。反覆做五次。

## 為擔心腰痛者設計的運動法

當脊椎歪曲時，必定會產生腰痛，若不予重視，自律神經便會受到侵害，而使內臟各器官失常，因此，平常應多注意脊椎。

〈治療腰痛的訓練〉

①以右側在下的方式側躺。用右手肘支撐上半身，左手放在身體前面以保持平衡。兩腳伸直並重疊。

②深深吸氣，並慢慢抬高左腳。

③再用力呼氣，且將左腳抬向前方，使它和右腳之間形成直角。

④吸氣，儘量將左腳抬到後上方。

⑤呼氣，慢慢恢復①的姿勢。接著，換邊側躺，以同樣的要領抬起右腳。輪流各做兩次。

# 消除慢性鼻炎的煩惱

**念術**

想像自己鼻塞和喪失嗅覺等症狀消失了，能聞出所有的氣味。

感冒或吸進煤煙時，都會引起鼻塞、流鼻涕、腦袋沈重和注意力散漫的情形——這些也都是令人感到不快的「慢性鼻炎」的症狀。

一般認為慢性鼻炎的病因和蓄膿症一樣，都是酸性食物攝取過多導致血液混濁，或水分攝取過多導致體液稀薄化所致。

患有過敏性鼻炎的人，應該遠離小動物，花粉也要避之。這些小動物細微的飛毛往往是形成發病的原因。

鼻病的患者，大多運動不足或偏重某種運動，導致頸部和腳踝弱化。

中國的古醫書上說：「鼻由肺指導，肺與鼻通氣。」認為鼻塞嚴重時也是肺部梗塞嚴重。為了強化肺部，每天數次運用腹肌做急促的呼吸。另外，跑步登樓梯或跳繩也能強化肺部。

下面的訓練是透過頸部前後屈伸的運動，消除頸部的硬化狀態。抱膝蓋起身的動作，會刺激恥骨，具有使它恢復正常位置的效果。腳踝用力壓在地板上，可以強化腳根骨使鼻子暢通。

〈**治療鼻塞的訓練**〉

①在床上雙腳併攏、站立，蹲下並踮起腳尖。

②腳拇趾和腳根骨用力，手指伸直，雙臂前伸與肩膀齊高，設法保持平衡，避免跌倒。

③兩手臂使勁抱住膝蓋，下顎緊貼兩膝蓋，頸部伸直。接著，一面用力吸氣，一面改為頸部後仰，尾骶骨放低的姿勢。然後再一個反彈，往前傾。

④往前傾時，一邊呼氣邊進行，仍須將下顎貼在膝上。

連續做八次。

## 治療蓄膿症

念術

腦中想像副鼻腔內不再化膿，呼吸或嗅覺都已恢復正常，感到十分爽快。

一般認為，蓄膿症即使動手術也難以治癒，而且手術本身非常困難。患此病症時，鼻腔周圍骨的空洞，亦即副鼻腔內會化膿。

蓄膿症的病因，是攝食過多的甜飲料和糖果，導致血液呈酸性而使鼻子黏膜受侵害所造成。

蓄膿症患者不妨利用下面介紹的方法試試看：將鈉注入鼻腔中以強化黏膜。如此可解除鼻塞的困擾，而使頭腦清爽。

在溫度和體溫相同的溫水中加入鹽，直到稍鹹的程度，然後將此鹽水倒入易使鼻腔浸入的容器中，由鼻孔慢慢地吸，再由嘴巴吐出。一天一次，持續進行。

## 治療扁桃腺炎

**念術**

腦中想像自己喉嚨痛、發燒的情況已消失，因而喉嚨十分舒服。

感冒時，有時扁桃腺會腫起而使人感到疼痛。

扁桃腺炎在溫度變化劇烈，或吸入大量惡臭氣體時，較容易發生，但這都是屬於次要的原因，主要還是由於血液混濁所引起。

患扁桃腺炎的人，大多頸椎移位，而且胸鎖乳突肌和肩胛骨肌都會變硬。這部位與咽喉神經叢、口腔黏膜有密切關係，可以下面所介紹的瑜伽姿勢治好。

**〈治療扁桃腺炎的訓練〉**

①直立，手插腰，兩腳張開六十公分左右。

②伸直胸、背、腰，頭部不可歪斜，接著一面用力呼氣，一面使頭傾向左邊

（要使耳朵貼在肩膀上），再傾向右邊。

③做完前後左右的傾倒運動之後，頸部自左而右大幅地轉動，等頭部回到中央時，再自右而左大幅地轉動。

## 治療斜頸的方法

**念　術**

腦中想像自己頸部伸直，身體恢復正常狀態，且能活潑行動的情景。

斜頸是頸部傾向一方，無法恢復原狀的情形，最常見的是耳後骨突起部分到胸骨上端部分的鎖骨，其上的斜向肌肉（胸鎖乳突肌）縮短硬化，所引起的先天性肌性斜頸。

其他還有因頸部或耳朵發炎，而使頸部彎曲的炎症性斜頸。無論是那種斜頸，如果置之不管，很容易使肌肉硬化或使頸部的淋巴肌腫起，並且引起鼻病。

瑜伽的頸椎整型法，可給予頸部強烈的刺激，使收縮的胸鎖乳突肌伸直，是極具效果的方法。

首先，要設法伸直整個頸部，使頸椎恢復正常的位置，其重點是要給予頸部強烈的刺激。如果以坐的姿勢移動雙腳，使骨盆保持平衡，效果將會更好。

## 消除五十肩的煩惱

**念術**

腦中想像自己的肩上沒有任何壓迫惑，因而肩膀可活動自如的情景。

「五十肩」一向被認為是老年人的病症，但近年來，不僅是四十幾歲、三十幾歲、二十幾歲的人，甚至用功過度的青少年學生，也會發生肩膀痠痛的情形。

根據瑜伽來探究其原因，肩膀痠痛大多是由於頸肌兩側、腋下、關節內側的淋巴叢滯留淋巴液，以及淋巴管萎縮所引起。

此外，肩膀周圍的血液，亦即鎖骨下靜脈和鎖骨下動脈的血液循環惡化、污濁，也會引起肩膀痠痛。

這是由於姿勢不當，使包覆上臂肌的三角肌，以及使肩胛骨上下運動的肩胛骨拳肌萎縮惡化所引起，只要矯正這肩胛骨的上下運動，自然可治癒三十肩和四十肩。

**〈治療五十肩的訓練〉**

①雙腳併攏，彎腰蹲著，一面呼氣，一面以手幫忙使頭部碰觸地板。讓頭頂穩定，用力收縮下巴，兩肩同時向前後各轉十圈。

②兩臂繞向前方，在往前放下時呼氣，回到後方然後再繞向前方時，再呼氣。

③配合呼吸的節奏，在繞過肩膀後，暫時維持此姿勢休息。

④接著，聳起兩肩，並在此狀態下呼氣，使肩膀前傾。這種動作要連續做十次。

## 為肩膀痠痛煩惱者應做的體操

一般認為肩膀痠痛並不是病，但對必須工作的人而言，這種毛病卻相當令人頭痛。嚴重的痠痛，常會使人頭昏腦脹而喪失工作意願。這種情形大多是飲食方面不注意所引起。

攝取過多的酸性食品，不僅血液會混濁，血液循環也會惡化，導致肩膀痠痛。因此，應均衡地攝取鹼性食品。各位必須知道，維他命E、B、C的不足，就是肩膀痠痛的原因，所以，必須多攝取小麥、肝、黃豆油和水果等。

〈肩膀痠痛時的訓練〉

①直立，兩臂向上伸直並用力合掌。

②深深地吸氣，一面慢慢呼氣，一面使上半身向後傾倒。

③上半身用力傾向後方，保持此姿勢二十秒，這期間採自然呼吸的方式。

次。

④一面吸氣，一面抬起上半身，恢復①的姿勢。

⑤反覆做三次後休息一會兒，再由直立的動作做起，使上半身後仰二次。

## 治療失眠症

**念術**

想像自己腳、腿部、身軀和胸部的力量逐漸消失，直到空無的狀態，彷佛在空中飄浮一般。將意識集中在腰部，想像全身的血液都以腹部為中心而暢流，如此就可由失眠症中掙脫出來。

如果在應該睡覺的時候，眼睛卻睜得大大的，愈想睡愈睡不著，可想而知這是何等痛苦。

對每天都忙得團團轉的人而言，反會羡慕失眠症患者，因為患了失眠症後，就有更多的時間可加以利用。但真正患失眠症的人卻很少這麼想，這真是一大諷刺。

我想勸告患失眠症的人，如果睡不著就乾脆起床，何不將此時間有效地加以應用？亞里斯多德曾說：「何其不幸，我沒有患失眠症。」

事實上，我們幾乎每天都睡眠過度，最理想的做法，是等到自己十分「想睡」時再睡。有些人每天固定要睡八小時，我認為這很滑稽，因為每個人所需的睡眠時間都不同。大家應衡量自己的工作量、遊戲量、所消耗的能量等，來決定自己的睡眠時間。

無論我們晚上是否睡得著，絕不可影響翌日早上的工作。因此，我們必須學習利用時間打瞌睡，而晚上又能熟睡的方法。

下面介紹可使人熟睡的方法：

在枕邊放兩片洋蔥，強烈的臭味會影響情緒，予人強烈的刺激，並可引起睡意而導致熟睡。在眼睛上覆蓋一條濕毛巾，效果更大。

此外，洗溫水澡讓全身的肌肉放鬆，也是個好方法。

〈治療失眠症的訓練〉

①將被子鋪在地板上，然後仰身躺在被子上，彎曲雙腳，使膝蓋高聳。

②以頭部支撐體重而抬高身體，保持此姿勢深深地吸氣，接著儘量屏息。

③當臉孔泛紅，身體感到疼痛時，急速放鬆全身的力氣，在「哈」一聲呼氣的同時，使腰部和臀部著地。

④由於身體下面有被子，因此當腰部和臀部突然著地時，不會覺得疼痛。只要反覆做五次這種訓練，即使再嚴重的失眠症，也可熟睡。

身體僵硬的人，可在做訓練時，於腰下放個枕頭。

## 由氣喘中掙脫出來

**念術**

腦中想像自己不再氣喘，而採取普通的呼吸方式。

目前國人罹患氣喘病者相當多，十歲以下的小孩佔一小部分，大多是青春期和步入中年的患者，這些人每天都過著痛苦的日子。

氣喘的種類非常多，包括支氣管氣喘和心臟氣喘等。造成這些氣喘的共同原因，根據瑜伽的觀法是由於第一和第七胸椎歪曲，以及脊髓神經功能衰退，因此，減弱對細菌的抵抗力，使痰的黏液無法咳出，以致造成氣喘病。

對氣喘有效的瑜伽療法，即擴張胸腔、矯正胸椎歪曲及頸椎移位的姿勢。許多人都藉著這種姿勢療法，獲致極大的效果。

**〈治療氣喘的訓練〉**

①踮起腳尖跪坐，腳跟放在臀部下，由此姿勢慢慢前傾，雙手放在肩膀旁。

②當胸部完全著地時，伸直雙腳，放到五十公分高的台架上（或請別人抬高你的腳踝），這時腳尖要伸直。

③固定腳部之後，一面呼氣，一面以臉孔貼近地板，接著以雙手支撐身體，挺起上身。

④等身體挺直後，恢復原來姿勢，反覆做數次。

# 治療香港腳

**念術**

想像自己的腳部已無任何疾病與不快感，皮膚也恢復正常狀態。

香港腳是汗疱狀日癬所引起的疾病，屬於日癬菌之一。雖然現代醫學昌明，香港腳卻是極難根治的疾病，若有人能發明出「香港腳的特效藥」，相信必可獲得諾貝爾獎。

最令人感到困擾的是，這種黴菌在身體的任何部位都很容易受到感染。如果是手和腳受到感染，稱為香港手和香港腳；頭部受到感染稱為頭癬；在背部和陰部受到感染，則稱為陰癬。

在溫暖潮濕的夏季，香港腳的患者相當普遍，尤其是患有多汗症和喜歡穿尼龍襪的人，更容易感染。

在冬天時，眼見香港腳即將治癒，但一到夏天便又惡化，每年都要讓人們為它煩惱一段期間。

目前的香港腳治療法，只是要大家留意腳的清潔、乾燥和保護，但無論外表如何清潔，如果內部的血液受到污染，即使暫時治癒，很快便會再發。

香港腳也是皮膚病的一種，要治癒香港腳的基本做法，首先必須淨化皮膚（淨化血液）。

此外，不妨試試下面的體操。

〈**治癒香港腳的訓練**〉

仰臥，放鬆全身的力量，以頭和腳支撐身體，挺起上半身。一面用力呼氣，一面讓身體著地。

做此訓練的要訣是，挺起上半身時儘量吸氣，接著在身體著地時呼氣。

## 使身體保持柔軟

**念術**

想像自己脫胎換骨一般，不僅身體柔軟，而且自由活潑地採取行動。

只是在假日陪伴孩子玩球或慢跑而已，但到翌日早上，手臂、背部、腳部和腰部卻都痠痛異常。相信很多人都有過這種經驗。

文明社會中的現代人，大多運動不足，因此，對身體各部位也造成不良的影響。

①肌肉硬化——柔軟彈性的肌肉是青春的象徵，但如今卻變硬了。

②骨骼變脆——由於運動不足，導致骨骼的新陳代謝衰退。

③呼吸微弱——呼吸狀態和心思的狀態是一致的，如果呼吸微弱，腦波便會紊亂，而引起食慾、性慾、睡眠異常等令人煩惱的毛病，甚至連精神也會變得不

安定。

④血液變濁——血液污濁和停滯，是產生疾病的重要因素。運動不足時，腸得不到刺激，易罹患便秘。一旦患了便秘，腸內的殘留物會腐敗並產生氣體，使人陷於食慾不振、身體疲累、睏倦、頭腦沈重等不快的狀態。於是，身體各部位就會時而瘀血、時而異常，形成惡性循環。

瑜伽的壓頭姿勢可使脊椎柔軟，增加身體的柔軟度，並刺激脊椎使骨骼的新陳代謝旺盛，以強化骨骼。

此外，還可壓迫腹部肌肉，消除腹部的瘀血，改善血液循環。總之，它可增強體力，防止老化，因此務必要實行。

**〈使身體保持柔軟的訓練〉**

①以仰臥的姿勢躺下，手心著地，彎曲兩膝蓋。

②吸氣後慢慢呼氣，手心用力，雙腳抬高與地板垂直。

③雙手支撐腰部，收下巴，使下巴儘量貼近胸部。吸氣時，兩膝彎曲，呼氣時，兩腳朝向天花板伸直。當雙腳朝向天花板呈垂直狀時，腳尖也要伸直，意識

集中在頸部，慢慢做三十秒腹式呼吸。

④慢慢呼氣，兩腳尖往後貼向地板，直到胸部碰觸到下巴為止，慢慢做一分鐘自然呼吸，並保持此姿勢。

⑤彎曲膝蓋，貼住頭部，接著慢慢落地。

充分發揮效果的要訣，是動作進行應儘量緩慢。

## 消除壓抑感

**念術**

腦中想像自己不再心焦氣躁，反而愉快生活的情景。

在現代複雜的社會結構中，每天都有新的人際關係糾紛產生，於是，人們便陷入精神疲勞、生活不規律、生理機能衰退的狀態中，而營養過剩和運動不足，也損害了人們的健康。

以上這些就是使人們感到煩悶的因素。

我們的身體對於壓抑感，可維持固定的恒常性（homeostasis——內部平衡狀態），使得平常承受一些壓抑感並無大礙，但壓抑感若過於強烈，或週而復始地產生，便會減弱反應性振幅，使人們在壓抑感之下煩惱叢生。

這時，腹部的肌肉和頸部將會硬化，部分脊椎也會萎縮硬化，使肩膀一邊高一邊低。

我們不妨嘗試瑜伽中的鱷魚姿勢，這個訓練可使腳和腰有力，並可放鬆頸部和肩膀的肌肉，讓承受過多壓抑感的身體恢復正常。

因為以俯臥的姿勢做訓練，可均衡地鍛鍊全身，並刺激第五、第六胸椎，增加副腎皮質荷爾蒙的分泌。

此外，也可對腦下垂體起作用，刺激副腎皮質的荷爾蒙（ACTH）分泌，繼而副腎皮質會增加荷爾蒙（可體松——cortisone）的分泌，使起變化的身體恢復正常。

如果空間許可，可採取這種姿勢跳動，以便大量流汗。

〈**消除壓迫感、煩惱的訓練**〉

①俯臥，擺出伏地挺身的姿勢，雙腳靠攏伸直。

②手放兩腋下，與肩膀垂直，保持穩定。

③保持這姿勢，以手指和腳趾支撐全身，擺出鱷魚姿勢，然後跳躍。剛開始或許會覺得稍難一些，只要身體穩定之後，就不難了。

④向前方跳動後，再向後方跳動。

剛開始時，不要介意動作是否完美，重要的是兩分鐘也好，三分鐘也罷，多做練習，逐漸延長時間。

以做三分鐘後休息三分鐘為一回合，一般要做兩回合的練習，如果還有精力，也可向五回合挑戰，如此將可消除壓抑感。

## 給高血壓患者的忠告

容易生氣、流淚，是高血壓和動脈硬化徵兆的特徵。

此外，高血壓和動脈硬化最可怕之處，就在於它是腦中風和心臟疾病的要因。

收縮壓在一二〇以上，舒張壓在九十以上，就稱為高血壓。年過四十以後，血壓普遍會偏高，造成的原因很多，包括：攝取過多的動物性蛋白質、飲酒過量、攝取過多的鹽分、暴飲暴食、過度疲勞，以及承受壓抑感等，只要找出原因並加以治療，便可改善高血壓的情形。

為維持正常的血壓，應考慮自己每天的飲食，而且最重要的是必須設法讓自己心情放鬆。

各位必須牢記：過猶不及，凡事都應適可而止。

**〈適合高血壓患者的訓練〉**

①坐下後雙腳向前伸，膝蓋放鬆，右手握住左腳踝，用力拉到右腳跟下。

②左手提起右腳踝，放到左大腿上。

③放鬆肩膀、頸部和手臂的力量，收縮肛門，伸直背肌，雙手自然地放在膝蓋上。將意識集中在眉間，保持心靈的寧靜。如果一天能做三十分鐘最為理想。

# 壓抑異常的食慾

**念術**

腦中想像自己坐在餐桌前，已經吃得很飽、很滿足。這時，你的食量是出奇的小，餐桌上還留下大部分的菜。

食慾異常，將會對身體造成不良的影響。飲食過度，不僅胃會感到疲勞，血液也因都使用於消化活動，使頭腦功能遲鈍化、思考能力衰退，而令人昏昏欲睡。

飲食過度是一種壞習慣，養成這種壞習慣的原因包括：

①味覺異常——看到食物就想吃，也就是俗話說的嘴饞。

②食慾異常——身體不活動，只是坐著吃，不吃就會覺得怪怪的。

③胃擴張——不吃下大量的食物，就不會感到滿足。

如果不趕緊改掉飲食過量的壞習慣，胃腸將受到損害，頭腦也會遲鈍化，最後可能變成動都懶得動的懶鬼，使壽命更加縮短。

飲食過度的人，通常都有一種共同的異常姿勢，即右肩高聳並前傾。現在，我們以瑜伽中的垂肩姿勢加以矯正。

**〈壓抑食慾的訓練〉**

①跪坐，雙手放在大腿上。

②一面深深地吸氣，一面刻意聳起左肩，直到無法再聳起的高度時，快速地使肩膀下垂，這時，必須一口氣將氣呼完。反覆做五次左右。

不可為了想立即產生效果而拼命地多做，以免使左肩高聳，反而造成食慾不振的結果。

## 胃弱的人應每天運動

喜歡喝酒和菸不離手的人，幾乎都可斷定為慢性胃炎患者。

此外，狼吞虎嚥、胡亂服藥、運動不足和易累積壓抑感的人等，都會使胃承受過重的負擔而亮起紅燈。

許多人表示，他們是為了消除壓抑感才喝酒的。這種飲酒的藉口固然不忍加以苛責，但必須遵守適量的原則。

胃弱的人，往往會出現食慾不振、胃痛、噁心等症狀，慢性化之後，甚至會演變成胃潰瘍或胃癌。因此，出現前述症狀的人，必須每天做下面的運動。

**〈胃弱的人應做的訓練〉**

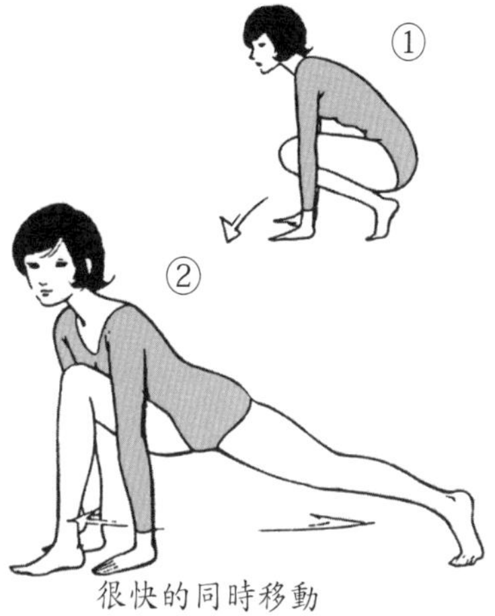


胃弱人的訓練

①手心著地，蹲在地上踮起腳尖。

②手心固定在地板上，左腳向前、右腳向後，同時移動。接著很快換腳，變成右腳在前、左腳向後移動。

③在①的時候吸氣，屏息繼續做②的動作。

# 使手腳健康

念術
腦中想像自己的手指和腳趾次第被強化的情形。

我們平日常忽略手腳的重要性，其實手和腳都可反映出一個人身心兩面的情形。下面說明「手」和「腳」在瑜伽中的功用。

拇指——和腦的功能有關。拇指愈強，頭腦愈好。

食指——和大腸、小腸有關。便秘時，揉揉食指的根部將會產生效果。

中指——和循環器官有關。在心悸最劇烈時，揉揉它就行了。

無名指——和肝臟有關。刺激無名指，可改善膽汁的分泌情形，避免引起黃疸。

小指——和性器、膀胱、腎臟有關。因此，只要鍛鍊小指，就可以增強性能力。

腳拇趾——堅決果斷的人，大多是腳拇趾很強的人。
第二趾——此腳趾弱的人，易患近視或散光。
第三趾——此腳趾弱的人，喉嚨很弱。
第四趾——此腳趾僵硬的人，肝臟弱，容易疲勞。
小趾——和性器、膀胱有關。

**〈使手腳健康的訓練〉**

①踮起腳尖蹲下，腳跟用力靠攏，手心緊貼地板。
②兩臂靠著彎曲的腳，深深吸氣，接著屏息，一面在五根手指上用力，一面像鸚鵡一般使上半身浮起。接著在五根腳趾上用力，邊呼氣邊使身體著地。

## 使腎臟發揮正常機能

一般認為，從尿色可得知當天的健康狀況。許多人因尿色改變，就擔心自己是否罹患病症。其實，尿的顏色也會因食物種類而改變。

此外，在發燒時，尿色會變黃，疲勞和睡眠不足時，尿色略呈紅色。

這些現象只是腎臟和膀胱等，為使身體正常而儘量發揮機能的證明，不用擔心。

**〈擔心患腎臟病的人應做的訓練〉**

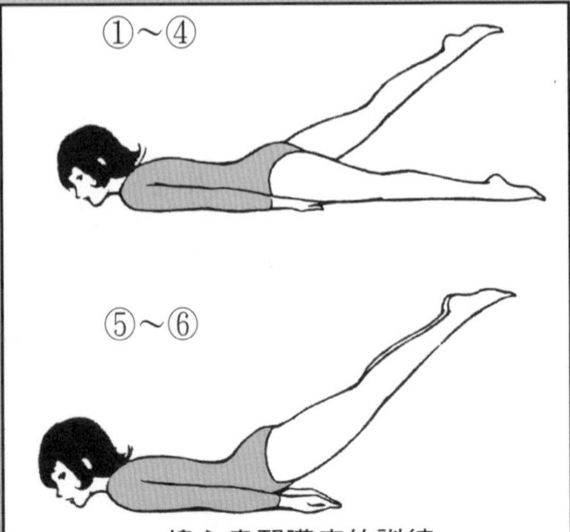

擔心患腎臟病的訓練

①俯臥，抬起頭，下巴著地。雙手伸到大腿下，手心朝下握拳。

②一面吸氣，一面慢慢抬高伸直的右腳，直到無法再抬高為止。

③一面慢慢呼氣，一面慢慢放下右腳。

④以相同的要領做左腳運動，然後稍微休息一會兒。

⑤深深吸氣，屏息，一口氣將雙腳抬高。

⑥以下巴、胸部和拳頭支撐全身，到撐不下去時，再仰臥休息。

# 矯正駝背

**念術**

腦中想像自己不再駝背，而展現出背部挺直、收下巴的挺拔姿態。

駝背是指脊椎彎曲的狀態，一般而言，駝背的人都具有下巴突出、背部彎曲、無法挺起腹部和肩膀無法後傾的特徵。

造成駝背的原因不外乎下面兩點：

第一，保持姿勢的肌肉極端地弱。

第二，肌肉反覆處於過度緊張的狀態。

不端正的姿勢，不僅會給人留下不佳的印象，還會使身體產生各種障礙，因此務必要加以矯正。

1. 直立，雙腳張開與肩膀同寬，一面呼氣，一面慢慢使身體後仰。這時，千萬不可後仰得太快，應有節奏地慢慢進行。

2.儘量伸展下巴並擴張胸部，努力使雙手摸到腳踝。如果摸不到，只要儘量嘗試就可產生效果。

## 避免重聽

> **念術**
>
> 腦中想像不管旁邊的人說些什麼，都可清楚地聽到的情形。

所有的老化現象中，最令人討厭的就是重聽。

為避免重聽，必須使頸部柔軟化，並且要刺激第三和第六胸椎。如此就能防止位於內耳司掌平衡感覺的三半規管，以及接受音波的耳蝸管發生異常。

**〈避免重聽的訓練〉**

①仰臥，彎曲雙腳，兩臂緊貼腋下，手心著地。

②一面呼氣，一面併攏雙腳，並慢慢抬高雙腳朝頭的方向移動，直到腳趾著地為止。

③在腳趾著地後先吸氣，然後呼氣並彎曲兩膝，以兩膝蓋用力壓迫雙耳。

## 告別老花眼

**念術**

腦中想像自己可以不戴眼鏡看書報等的小字。

在看報紙或雜誌時，眼睛離文字愈來愈遠，這是老花眼的現象，也是身體老化現象之一。

老花眼不僅會造成視力異常的現象，有時甚至還會出現肩膀疼痛或頭痛的情形。更可怕的是，有些人會因老花眼而從此不願再看書，以致喪失汲取知識的機會。

下面介紹告別老花眼，使眼睛恢復年輕的方法。

方。

〈告別老花眼的訓練〉

①雙腳向前伸，坐在地板上。接著，彎曲右腳，將腳跟固定在左大腿的最上方。

②接著，彎曲左腳，將左腳放在右腳的膝蓋上。

③以此姿勢慢慢俯地，雙臂伸向後方，手牢牢地抓住腳踝。

④一面慢慢呼氣，一面抬頭。

⑤保持此姿勢，目不轉睛凝視某一點。

## 不再健忘

> **念術**
>
> 腦中想像見到別人時，記憶紛紛被喚起，且接二連三地想出約定事項的情形。

腦的老化與刺激有密切的關係。笑是適度的運動，而活動手指也可以刺激腦。反過來說，沈默寡言、不思考、不會感動、不會表現自己的人，腦容易老化，較容易罹患癡呆症。

在所有老化現象中，最令旁人討厭的就是「健忘」，而他本人當然無法意識到自己的健忘。人之所以會健忘，主要是運動不足所導致的肌力衰退，以及氧氣攝取不足。

因此，我們要做可鍛鍊全身的肌力，並改善腦部血液循環的體操。

將左腳跟放在右腳跟的下面，使兩腳的腳跟在肚臍下方交叉，兩手手心著地，採取蓮葉形的姿勢。深深吸氣，重心放在手腕，支撐身體使身體浮起，接著，再慢慢著地。

年紀越大，看起來就越與眾不同。這時要積極尋求改變，發揮自己特長，增強個性特質，不要讓自己一成不變的生活。健康的生活方式對保持身體健康極為重要，如何延緩衰老更為重要。

# 消除禿頭的煩惱

**念術**

腦中想像以前全禿的部分，如今已長出頭髮的情形。

禿頭不僅讓別人覺得滑稽，本人更是深為所苦。

禿頭者大多攝取過多的酸性食物（肉食、偏食），由於頭髮的生成必須靠血液，血液又必須靠食物來製造，因此，要防止禿頭，應在飲食生活上設法，以便獲致弱鹼性的體質。

此外，可治療禿頭的瑜伽姿勢，是刺激甲狀腺和腦下垂體前葉，使血液聚集頭部，及矯正骨盆的不均整，促進性荷爾蒙的分泌。

慢慢地反覆呼吸，雙手握住腳踝，意識集中在頭部。由此狀態開始冥想，持續保持這種姿勢，想像頭髮一根根地長出。

## 強化骨骼

念術
腦中想像骨骼有彈性，身體既柔軟又強韌的姿態。

隨著年紀的增加，肌肉和骨骼會變得又硬又脆，很容易骨折。而且老年人的骨骼很難支撐身體，脊椎骨經常會受到傷害。

瑜伽告訴我們：「最好的骨骼，是既強韌又有彈性的骨骼。」骨骼的成分包含有機質與無機質，有機質是以造膠質的骨素（ossein）及明膠（gelatin）為主，無機質是磷酸鈣佔百分之八十五，碳酸鈣佔百分之十。

鈣質豐富的小魚、牛奶、芝麻、裙帶菜、海帶等，都可促進骨骼的發育，白糖甜食等，儘量少吃。

瑜伽開腳的姿勢，可強化腳踝，並使重心轉移，均衡地鍛鍊全身的骨骼。

首先坐在地板上，雙腳儘量向左右張開（這時腳尖要伸直），接著，抬高腳踝，使腳尖翹起。由於這種訓練可刺激和抬高的腳相反側的內臟功能，因此，必須使左右腳做相同次數的訓練。

## 肝臟機能強化法

肝臟是身體中最大的內臟器官。它即使有些不對勁，也毫無自覺症狀，等症狀出現後，通常為時已晚，因此，肝臟被稱為沈默的內臟器官。

至於其症狀也因人而異，包括：全身疲累、體重減輕、食欲不振、有嘔吐感、右側肋骨下端疼痛、臉色發黃等。如果出現黃疸或發燒、浮腫等情形，就表示已惡化成慢性肝病了。

因此，喜好飲酒的人必須特別注意，如果發現宿醉的情形日益嚴重，或酒量越來越差，即表示肝機能降低。

「怒傷肝」，生氣使肝引起炎症。肝臟病首重飲食與規律的生活。經常保持心平氣和，臨床證明，反覆持久或過激的情緒都會直接影響肝臟的疏泄功能。

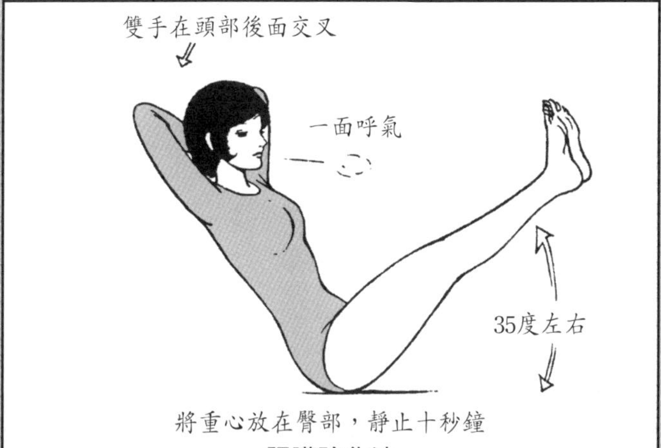
雙手在頭部後面交叉
一面呼氣
35度左右
將重心放在臀部，靜止十秒鐘

肝臟強化法

適當食用高纖維、維生素多的食物，有助於大便通暢和膽汁的分泌及排泄。活動肢體筋骨，有利於肝氣疏通，起到保肝作用。

**〈擔心肝臟的人應做的訓練〉**

①坐在地板上，雙腳併攏，向前伸出。

②雙手放在頭部後面，兩手手指交叉。

③一面呼氣，一面使上半身稍微後仰，雙腳抬高，直到和地板形成三十五度左右的角度。

④將重心放在臀部，反覆做三次。

# 白髮的防止

念術

腦中想像白髮消失，黑髮一根根地長出的情形。

本來白髮為代表老化現象的特徵之一，但現在十幾歲、二十幾歲的年輕人有白髮者頗多，所以不能說是老化現象了。

烏黑亮麗的頭髮不僅使女性更加動人，也是使男性自覺年輕的因素之一。

現代人每天都使用美髮用品整理頭髮，其實，頭髮既是身體的一部分，當然應由身體內進行保養。

要使白髮變黑，可在柔軟的毛毯或坐墊上做倒立的姿勢。這種姿勢可將血液聚集到髮根，增強黑色素（melanine）的形成能力。

# 使個性變得開朗活潑

念術

腦中想像在公司中或與朋友相處時，自己顯得開朗活潑、朝氣蓬勃。

每個人都有不順心或遇到挫折的時候，這時，悲傷、憤怒、抑鬱、憂愁等損害健康的惡性情緒便會紛至沓來。如何才能使自己的心理處於一種健康而良好的狀態，即是當務之急。

家庭的氣氛，往往會隨著這家人的個性而不同。尤其是有小孩的家庭，每天的氣氛都會隨著小孩的態度和個性而改變。

如果有一天，小孩顯得無精打采的樣子，家中的氣氛便會很沈悶，相反的，小孩若表現出朝氣蓬勃的模樣，全家人都會覺得很愉快。

一般認為，個性和心情與姿勢有極密切的關係。比如說，當一個人感到悲哀的時候，他的肩膀必然會下垂，還顯得有些駝背的樣子，相反的，當他快樂時，自會抬頭挺胸。

雖然要改變心情和個性，必須付出很大的努力，但你不妨由瑜伽姿勢著手，如此將可輕鬆地改變心情和個性。

由於心情惡劣時，多呈背闊肌用力，胸椎向前彎曲的狀態。因此，應設法利用姿勢使胸椎向後擴張，並且在大腿肌用力，如此很快就可改變個性。

**〈使個性變得開朗的訓練〉**

①雙腳併攏俯臥，手心在肩膀旁著地。

②保持大腿部和腰部緊貼地板的姿態，一面呼氣，一面只讓上半身後仰。

③在這同時，腳應儘量朝頭部的方向彎曲，使它碰觸到頭（碰觸不到也無妨，只要盡量接近此姿勢即可）。

④由此姿勢收縮大腿肌，一面呼氣，一面恢復原來的姿態。

儘量伸直喉嚨、伸展手臂、擴張胸膛是做此訓練時的重點。

# 消除心中的不安

**念術**

腦中想像自己什麼都不怕，一副威風凜凜的模樣。

人有時沒有病，卻自以為有病，並為此錯誤的想法委靡不振。這就是為無謂的不安而感到困擾的病症——亦即憂鬱症（Hypochondris）。憂鬱症屬於一種神經衰弱病，也就是說，本來沒有病，卻由於一直想像自己有病，使得身心兩面都陷於不舒服的狀態。

要克服這種憂鬱症，必須讓自己有顆堅強的心，對凡事都不感到畏懼。消除所有的不安並勇於接受挑戰，這是告別疾病和霉運的最佳做法。

以瑜伽的姿相學看來，容易患憂鬱症的人，都有一種共同的毛病，即喜歡採取前傾的姿勢，致使胸部受到壓迫，造成心窩、雙腳無力的結果。

當人感到恐懼或不安時，往往會呈現第七胸椎下垂的狀態，因此，用力將它推上，就可消除恐懼和不安。

此外，根據瑜伽呼吸學的說法，容易患憂鬱症的人，呼氣時大多顯得非常微弱。

也就是說，他們大多是呼吸微弱且肺的力量弱的人。因此，憂鬱症患者只要多練習幾次瑜伽中屏息的「肯巴克」法，便可獲致效果。

## 忘掉生活中的煩惱和焦慮

**念術**

腦中想像自己每天都過著毫不焦急、行動從容的日子。

下面介紹的是可忘掉煩惱和焦慮的訓練法：

①跪坐，兩臂放在背後，左手握著右手的手腕。

②一面慢慢地呼氣，一面使上半身前傾，額頭著地，屏息六秒鐘。

③慢慢吸氣，一面抬起上半身。

④伸直背肌，恢復自然呼吸。（反覆做五次）

每天早晚應各做兩回合的訓練。

只要持續進行這種訓練，就可消除上班族的焦慮和頭痛等來自壓抑感的疾病。

## 胖瘦自如

**念術**

想要瘦成什麼模樣或使那個部位豐滿些呢？腦中應清楚地描繪出要瘦、要胖的部位。

在胖子的心目中，總是非常羨慕苗條者的身材，瘦的人卻羨慕胖子擁有看來很健康的身體。由此可知，無論胖瘦，總還有各自的煩惱。

肥胖的人即使利用飲食療法減肥奏效，但很快又會胖回來；而瘦的人吃得再多也不容易增胖。

在日常生活中，所有的活動都可視為是運動，不必特別撥出時間來訓練就能夠鍛鍊身體。

人類是為了活動而誕生的生物，如果能夠取得運動的時間是最好的，不過，先決條件就是要提高日常生活的活動度。

必須強調，一個嘗試過各種方法都失敗的人，卻透過瑜伽而胖瘦自如。因為瑜伽可以改變骨骼、內臟功能以及心態。鎖骨、肋骨和髂骨往內側封閉，而骨盆也封閉的人，不管吃得再多也不會發胖，相反的，這一切都擴張的人，只要吃下一點東西也會發胖。

內臟弱的人，大多胃下垂或患腸無力症，因此，吃下的食物不僅沒有被吸收，在腸中也無法產生造血作用，即使再怎麼改變飲食的內容也不會發胖。而胃擴張、運動不足的人，會受食慾異常的影響，很容易發胖。

神經質、膽小、個性消極以及經常感情用事輕易發怒的人，交感神經很容易緊張，結果使得胃液的分泌受到抑制，食道也變得鬆弛，因此，根本胖不起來。反之，樂天派、處事圓滑和行動積極的人，任何事都不會過於擔心，因此，胃液和腸液的分泌情形良好，具有極易發胖的傾向。

總之，只要使身心處於正常的狀態，就可胖瘦自如。

## 以吸氣的訓練培養耐性

**念術**

腦中想像自己做事時，不再只是三分鐘的熱度，並且做任何事都精力充沛，很有耐性。

這是隨時隨地都可進行的訓練，各位不妨試試。

①一面吸氣，一面雙手握拳，在小指用力。

②一面呼氣，一面迅速張開雙手。呼完氣後屏息，儘量使五根手指分開，在手指尖用力（十秒鐘）。接著，恢復握拳的姿勢，反覆做五次。

在小指用力，目的是為了提高生命力和精力。這種訓練可培養耐性，改變做事只有三分鐘熱度的個性。

## 改變今天的心情

在一天結束時，我們的心情必須是非常輕鬆的。

回想今天所發生過的事後，要設法振作精神。不管在公司中遭遇到如何討厭的事，回到家後，你都可以應用如下的簡單方法。

深深吸氣後屏息，再慢慢呼出。

可使肺臟放鬆，心情放寬，精神為之振奮。

下面介紹改變惡劣心情的呼吸法。

當你心情不佳時，諸如：在公司中發生不愉快的事，或被女友拋棄時，你都應設法改變心情。

這時，你不妨挺起胸膛深深地吸氣，接著，像大聲吼叫般地呼氣。

在吸進空氣時，應時而屏息在腦中想像樂事。

# 歡迎至本公司購買書籍

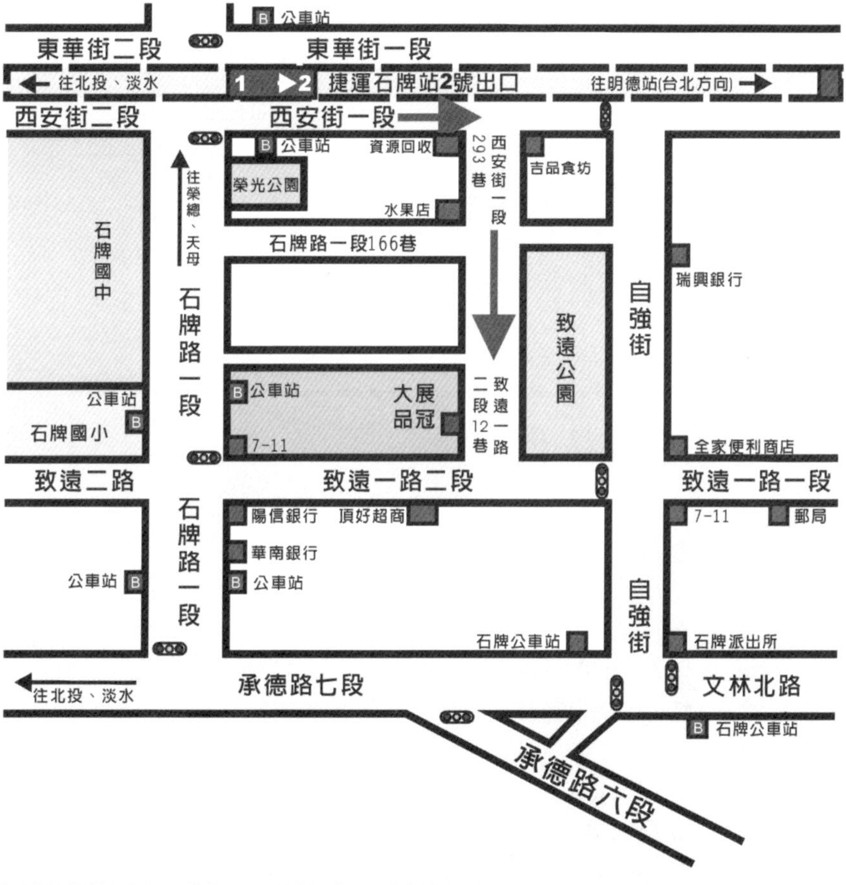


建議路線

1.搭乘捷運．公車

淡水線石牌站下車，由石牌捷運站２號出口出站(出站後靠右邊)，沿著捷運高架往台北方向走(往明德站方向)，其街名為西安街，約走100公尺(勿超過紅綠燈)，由西安街一段293巷進來(巷口有一公車站牌，站名為自強街口)，本公司位於致遠公園對面。搭公車者請於石牌站(石牌派出所)下車，走進自強街，遇致遠路口左轉，右手邊第一條巷子即為本社位置。

2.自行開車或騎車

由承德路接石牌路，看到陽信銀行右轉，此條即為致遠一路二段，在遇到自強街(紅綠燈)前的巷子(致遠公園)左轉，即可看到本公司招牌。

國家圖書館出版品預行編目資料

念術養生入門／黃靜香　編譯　陸明　整理
——初版——臺北市，品冠文化，2014[民103.07]
面；21公分——（壽世養生；15）
ISBN 978-986-5734-07-7（平裝）
1. 健康法
411.1　　103008823



# 念術養生入門

編譯者／黃　靜　香
整　理／陸　　明
發行人／蔡　孟　甫
出版者／品冠文化出版社
社　址／台北市北投區（石牌）致遠一路2段12巷1號
電　話／(02) 28233123・28236031・28236033
傳　真／(02) 28272069
郵政劃撥／19346241
網　址／www.dah-jaan.com.tw
E-mail／service@dah-jaan.com.tw
登記證／北市建一字第227242號
承印者／傳興印刷有限公司
裝　訂／承安裝訂有限公司
排版者／千兵企業有限公司
初版1刷／2014年（民103年）7月

定　價／220元

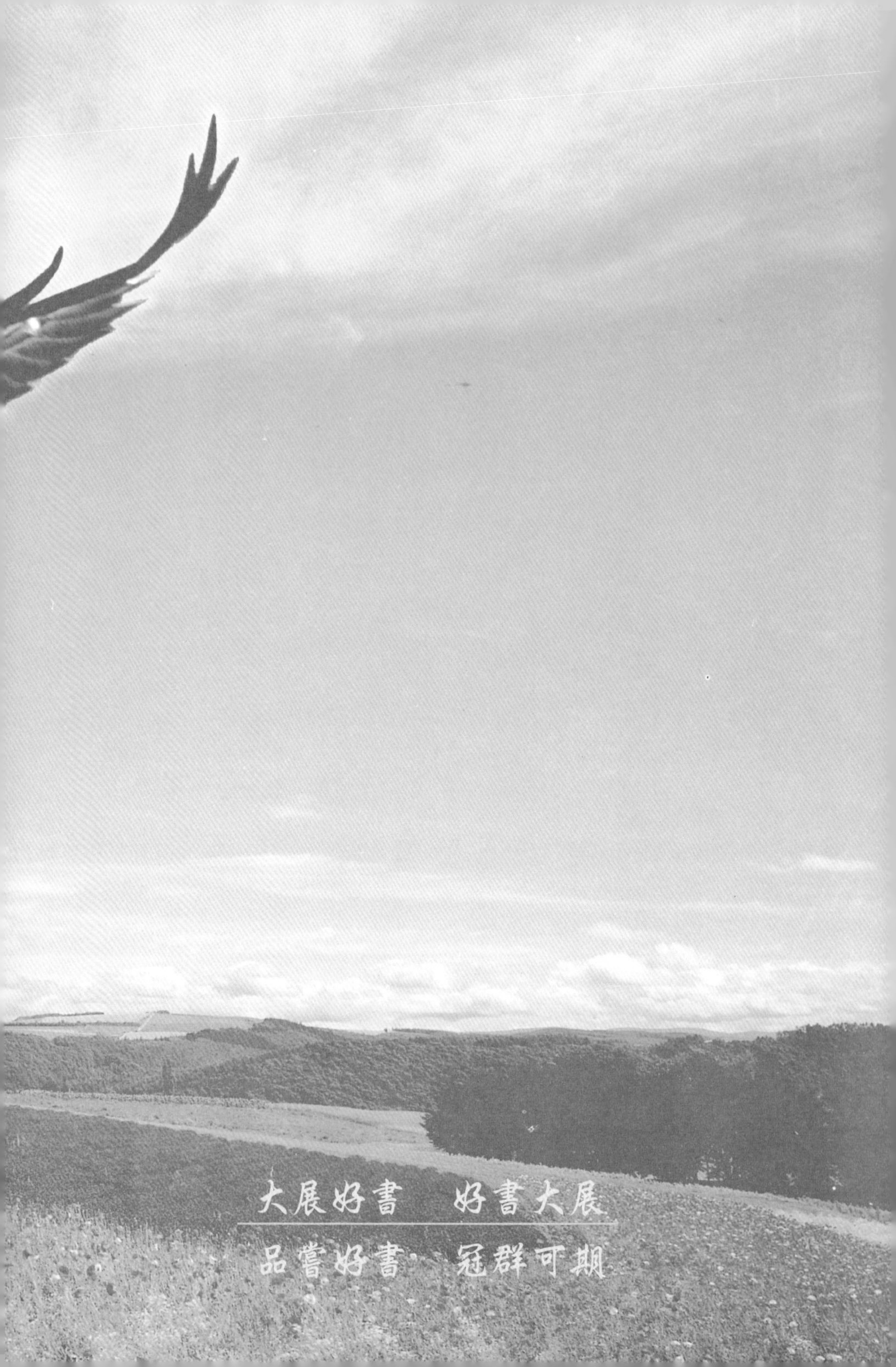
大展好書 好書大展
品嘗好書 冠群可期

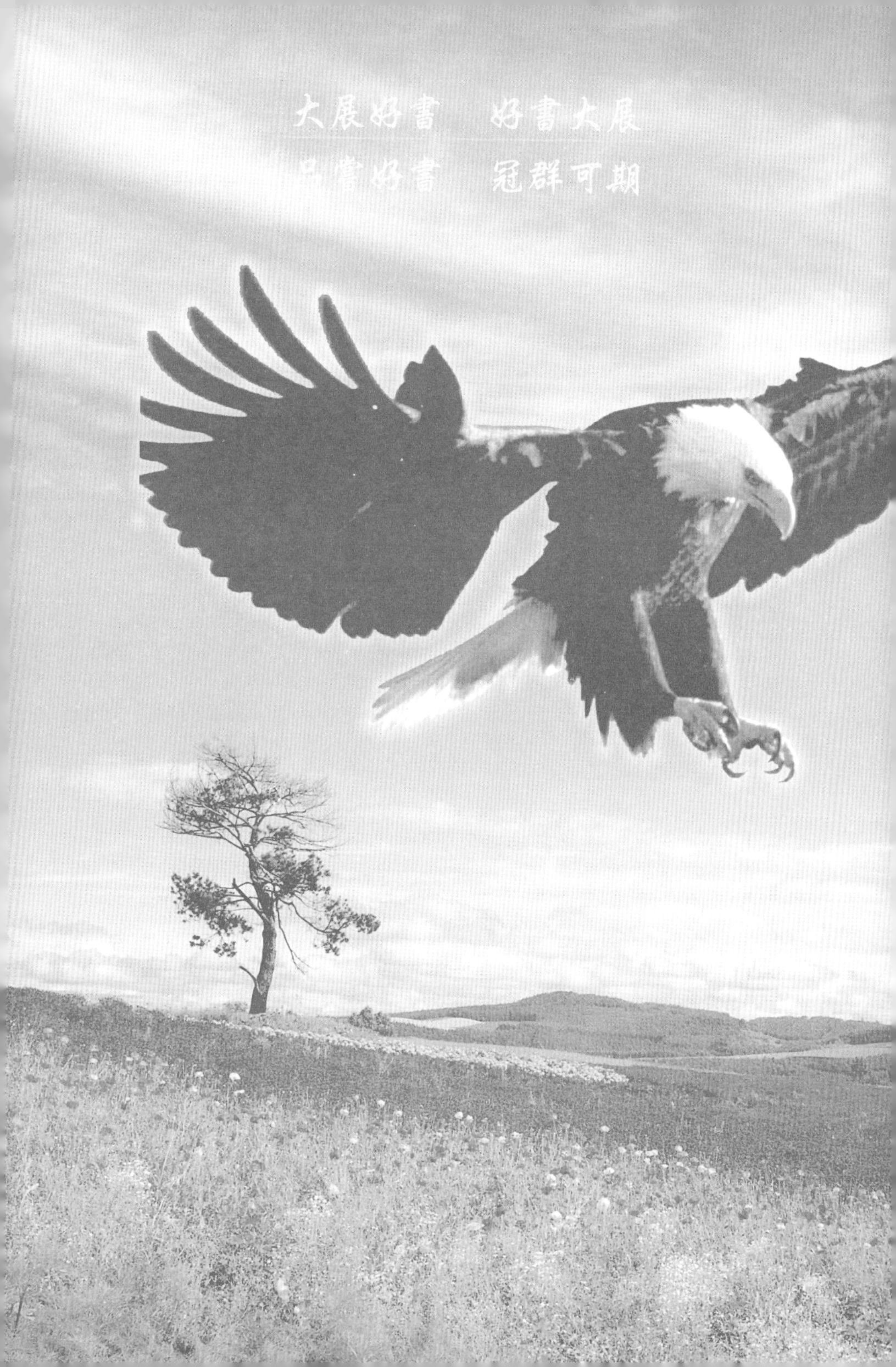
大展好書 好書大展
品嘗好書 冠群可期